大展好書　好書大展
品嘗好書　冠群可期

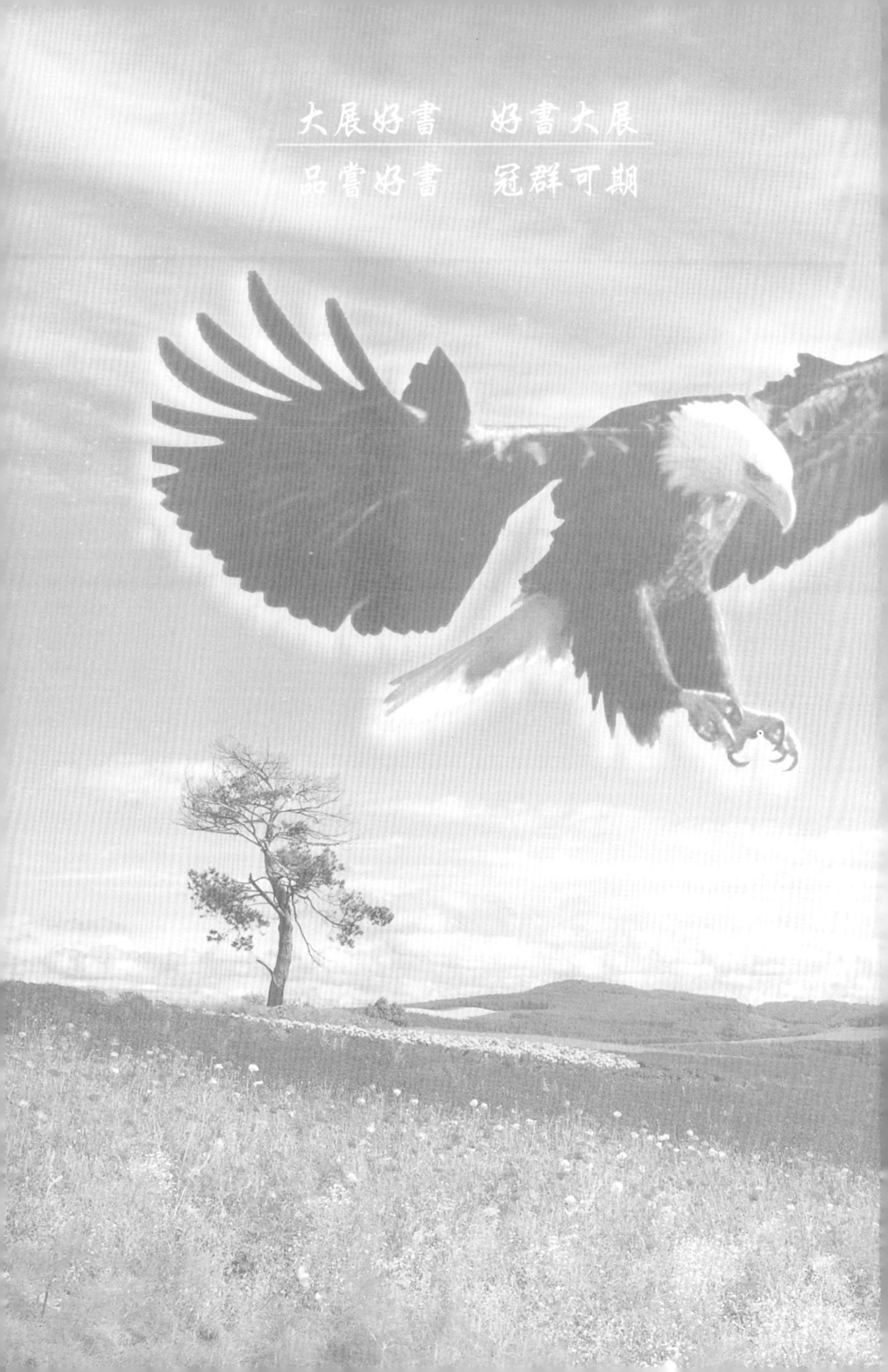
大展好書　好書大展
品嘗好書　冠群可期

健康加油站45

小智慧大健康

朱雅安 主編

大展出版社有限公司

前言

隨著生活水準的提升，各種壓力也不斷的增大。世界衛生組織強調「自己的健康自己負責」，疾病可以交給醫生，但健康不能交給醫生，應該由自己掌握。因為醫生只是幫助本能的，不能保證我們的健康。

健康出現問題，大多數情形都是由自己造成的，因此，隨時關注自己的身體狀況，以合理經濟的健身方法，快速有效地治療疾病，達到防病健身的目的，掌控自身的健康能力。

每天只要打開電視，便會看到許多教人如何促進身體健康的節目，要不，在百貨公司、書局也可以看見許多與健康有關的書，在這些堆積如山的書當中，氣功、漢方等中國醫學的健康法，佔了相當大的比例。

這種傾向，顯示出人們對現代醫學副作用的不安，和在長壽的社會中，許多人對自己的健康非常關心。

甚至，不是等到身體狀況不好了，才去吃藥、看醫生。而是事先，就注意到自己的身體健康，努力地不要讓自己生病。也就是說，大家都認知到了預防醫學的重要性。

本書介紹自古以來，人們越來越重視生活品質，在大自然和疾病搏鬥中，累積經驗而產生的預防醫學，這種簡單的長生健康法，提供可以達到全身健康的絕招，實在是應現代人需求的一本防病健身書。

本書是將人類當成自然界的一部分，人體離開了自然法則，便會身體失調而生病。為了治好身體，使身體痊癒必須將人體回歸自然法則。

以下介紹的健康術，是從幾千年的歷史中衍生出來的智慧。沒有副作用，不論是誰，都可安心使用。

人生有苦也有樂。獲得健康決無捷徑。這本書提及的方法，要每天有恆心地實行。日積月累，相信您一定可以健康幸福地過一生。

目錄

第二章　健康長壽的要訣

第三章 利用垂手可得的「健康器具」

第四章　用穴道療法來治療棘手的症狀

第五章　使身心舒暢健康

第一章

自然健康術

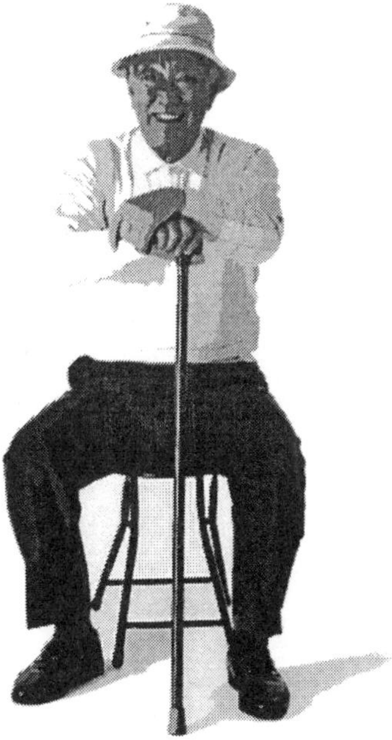

自然健康法為何令人期待

自然健康法是繁衍自中國悠久的歷史及博大精深的學問。可說是將深遠的哲學附於陰陽思想，說是世界上最好的健康術也不為過。

最近，有許多西洋學無法解決的問題及藥品副作用的問題。西洋醫學自十六世紀以來，隨著系統解剖學的進步，顯微鏡的發明，細菌學而發達了起來。因此，德國病理學家懷盧休提出的細胞病理學，已成為病理思想的中心。而在治療方面，服用化學藥品或外科的治療方法，廣泛地被用著，治療效果也大幅提高。

西洋醫學是找出病變所在的細胞，清楚地明白生理機能是如何被破壞。亦即，西洋醫學認為「生病是因為構成身體的細胞起了物理或化學變化，這種病變的細胞使內臟的機能產生了障礙」。

在西洋醫學的觀念中，強烈認為自然和人體都能重新造作。因此，和中國醫學所不同的，將人體的內臟切除改造的外科方法非常發達。

但是，在中國醫學裏，認為人體只不過自然的一部分。人體要是離開了自然法則，身體就會失調，而生病。因此，必須將身體回歸自然的法則，才能治癒疾病。

因此，依據自然法則來控制人體，成了中國醫學的理論基礎，「六臟六腑」成了人體構造論的根本。也就是，如能常保六臟六腑的機能正常，就能常保健康；相反地，如果機能失調，就會導致疾病。

中國醫學和西洋醫學有何不同

西洋的治療方法，是以「除去病源」為原則。病患身體有某個地方不適，便以驗血、驗尿、X光等各種機器及方法，查明病因。

診斷後，決定將病命名為「××」，然後針對這種病，實行治療的方法。如果病變是因病菌而引起，就給予能殺死病菌的藥物，或是以外科手術的方法將病變的地方切除。

然而，許多新藥開發的今日，因化學藥品亂服用而產生的藥害問題，如：亞急性脊髓視神經症患者反應停（thalidomide）畸型兒、青黴素休克等，漸漸增加了許多。更令人汗顏的是，因這些藥害而引起的症狀，有很多都還未能找出治療的方法，實在是很嚴重的問題。

所以，這就是中國醫學受人期待的原因。那就是，並非針對特定的疾病，而有特定的治療法；完全是依病患身體狀況來加以治療，例如，個人的本質、體質、體力及生活環境等。從病情發生的經過，找出最好、最適合病人的治療方法，改善病患的體質，從疾病的根源整治，也就是「治本」。

這麼一來，即使是相同的症狀，依病人體質的差異，治療的方法也有所不同。並不是同樣的疾病，就用同樣的方法治療，而是要看病人的身體狀況，找出最適合病人的治療方法。如此，像西洋醫學界常見的藥害問題，可說是非常少的。

為什麼沒有副作用的顧慮

中國醫學是從物理的原理衍生成立的科學。

西洋醫學大體是根據環境科學，探究人體各種疾病其真正的原因。但是，從症狀旁敲側擊，並無法將病源歸類成型。另外，病狀整理歸納出來的，全部都是以其背後的症狀來分類。例如頭痛，也可能是因高血壓、貧血、神經痛、感冒等症狀的原因。

而中醫所面臨的各種症狀，首先是以獨特的「證」來診斷。在病患身上發生的自覺症狀，以漢方獨特的見解，像是以實證、虛證、熱證、寒證等的方式，來歸納症狀。因此，依這種「證」的診斷，來給予治療。

配合各種「證」的治療法（開漢方藥、或是配藥等），即使不能完全地留意到是否有副作用，也會自然形成預防的狀態。

沒有「證」觀念的西洋醫學，什麼樣的藥物，給什麼樣的人，會起什麼樣的作用，在服用之前，並不能認知。而且在人的體內，無法自然地形成對藥害防禦的體質，這樣便會導致藥害。由此看來，中國醫學也可說是很科學的。

何謂健康，簡單的說就是工作時不覺得疲勞，或雖然工作辛苦，卻覺得愉快。工作後，鬆弛身心、攝取適當的食物、睡眠充足，但仍無法消除疲勞。這樣的勞累日積月累，必然生病。

有些人總自覺疲倦、乏力，全身不舒服。到醫院檢查，也查不出什麼病情。對此醫生認為，這可能是身體某部分健康狀態出現問題的表現。

最近盛行的健康方法，匯集了許多「中國」的氣功法等。在書店裏，排滿了許多和氣功法有關的書籍。為何這種氣功法引起了人們高度的關切呢？

是因為中國針灸的治療效果，在現代醫學用藥副作用問題的時代背景引起了轟動。

我們通常都在生病之後，才去看醫生。但是平常的時候，將自己和自己家人的健康，交給醫生或其他的人，是靠不住的。也就是說，從平常起，自己照顧自己身體的健康，是很重要的。

所以，平常就注意身體的健康，遠比生病了才來治療重要多了。

傳統的中國醫學書中，最有名、最古老的是《黃帝內經》，其中的「上工治未病」，也就是「高明的醫生注意疾病的預防」。這個意思就是人們在還沒生病之前致力於健康的維護，是非常重要的。這種預防醫學，也是來自於中國傳統醫學的基本思想。這和現在受矚目的健康保健是相同的道理。

如果想要健康、長壽，平常便實踐自然健康法，會有很大的幫助。

這種自然健康法，是中華民族祖先累積數千年來與疾病搏鬥的經驗而產生的。正因為如此，使中華民族子孫得以綿延不絕，活躍於世界各地。

四種自然健康法

世界衛生組織研究證明，世界上有百分之六十的人，處於程度不同的「亞健康」狀態。「亞健康」就是指人體界於健康與疾病之間的邊緣狀態，是由於生理、心理、社會三方面因素綜合造成。

「亞健康」就是健康出現問題了，這屬於身體機能失調疾病。因為人體在亞健康狀態時，免疫功能會降低，而且亞健康也是某系列疾病的前兆。在中醫學裡，亞健康屬於「虛」，表示人體的健康平衡狀態已經失衡，但還沒有到質變的程度。

「亞健康」的治療關鍵在於自我調適，消除那些誘發因素。中醫比較重視發揮人的能動作用、抵抗作用。因此，中醫養生比較適合治療亞健康。

在此，先具體說明自然健康法。自然健康法可分為四大類：①醫食同源健康法，②體操等運動健康法，③經絡穴位治療健康法，④漢方治療健康法。

正確，確實地應用這四種健康法，可以提高我們體內的自然痊癒力，增加抵抗能力。也對疾病的預防有幫助，常保健康、長壽。

1.醫食同源健康法

現代社會，隨著經濟的發展，物質生活也跟著奢靡了起來。但是，不健康的人反而增加，罹患疾病的人也變多了。那是因為吃了太多，導致營養過多，或是因為偏食，引起營養不均衡，無法攝取到必須的營養素，破壞了體內的均衡。

我們的祖先自古以來，便懂得創造食譜，以有效地獲得均衡的飲食。

例如，主食可以用米、小麥粉或雜穀類來混合著吃，或是將雜穀類仔細研磨，做成粥來配飯或饅頭。也可以把豆類加入粥裏來食用。

配菜一定是有葷有素，有肉有菜。而且，不同的菜類也可以混著炒，例如，把豆類加進葉菜類裏，這都是為了能獲得均衡的營養。這麼一來，就可以攝取到均衡的營養，不偏食，當然就能促進健康的身體。

古時候的中國醫學，依研究疾病性質的不同，將醫生分成四種：①疾醫（內科）、②傷醫（外科）、③獸醫（動物醫科）、④食醫（食物醫科）。

其中的食醫，以前是以醫生的身份存在著。但是，在宋朝後便消聲匿跡，不再存在的食醫，現在卻被關心道家或養生的人們，熱切積極地研究。

說到食醫的治療，首先是實行正確的攝食方法，保持身體的健康，改善虛弱的體質，也就是一種預防疾病的醫學。這種食醫療法，在現代已在多數人的日常生活中，有效地被使用。

●傳統的飲食習慣和健康的關係

國人有一種習慣，那就是一到成長的階段或時期，便會將漢方藥加入各種肉類及內臟等，再加以蒸煮料理。

例如，①週歲生日，②孩童成長時，體質改變的時期，③小孩要轉變成大人的時期（男孩是指變聲期，女孩是指初經期），④季節變遷的時候，⑤壯年期的男性，⑥女性就是指生理期、產前、產後、更年期等種種的時期。在這些特別的時期，以長年經驗累積的智慧，加入特定效用的漢方，吃最合適的食物，而達到積極維護自己及家人的健康。

我們的內臟，和食物的味道有很深的關係（五味是指酸、甜、苦、辣、鹹），中國醫學裏，把這五味應用於疾病的診斷和治療，而有相當的效果。其相互的關係如下：

①辣——肺臟等呼吸器。

②甜——脾臟、胰臟。

③酸——肝臟。

④苦——心臟。

⑤鹹——腎臟。

所以，各種「味」吃得太重，會減低其相關內臟的機能。

例如，攝取過多的鹽份，對腎臟並不好，而且對骨骼也會有不良的影響。

同樣地，吃過甜的食物，對脾臟、胰臟的機能都不好。當身體疲勞或壓力增強時，就會想吃甜的東西。這是因為甜食會迅速被吸收，立刻成為熱量源，而身體知道這一點，才會有這樣的需求。但糖尿病患者，吃太多甜食非常危險，因此平常不要那麼勉強。

一般來說，國人平常便很注重餐桌上「五味」的均衡，均衡地攝取，可以加強內臟功能，維持身體的健康。

●改善體質的理想方法

所謂的體質，有一部份是先天遺傳的，怎麼樣也都無法改變，但大部份還是後天造就的。隨著日常生活的規律與否，人們的體質也隨時在改變。

注重日常生活的飲食習慣，即使先天的體質不好，也可以用後天的方法來改善體質。如果後天的體質可以改善，先天不良的體質也可能隨之改善。

也就是說，為了保持我們的健康，必須好好地調配日常生活作息及飲食習慣。所以，攝取每個人適合體質的食物是很重要的。

2.體操等運動健康法

現代人因為交通工具的發達，以及家庭電氣用品的普及，運動的機會變得非常少。因此，由於缺乏運動導致體力衰退，也造就了容易有成人病的體質。最近兼具趣味及美容的運動健康法，正熱烈地被響應著。像是網球、游泳、慢跑、瑜伽、有氧舞蹈和爵士舞。

但在此特別要提醒各位注意的是，並不是所有的運動對每個人都有幫助。像對高血壓或體力不佳的人，不適合慢跑和有氧舞蹈等運動。而且瑜伽某些動作，不是每個人都做得出來。

●對每個人都有效的導引術

雖然上述的運動不一定都適合每個人，但也有對每個人都有效果的運動，那就是導引術。這是中國數千年來，許多人的智慧及經驗的累積，加以複合及改良而成的。所謂的導引術，是一種結合呼吸法及運動的醫療體操，包括五禽戲、太極拳等。

繪有醫學帛畫和醫學體操等引導術的圖像，在一九七三年中國的長沙市郊外，從二千五百年前馬王堆的三號漢墓中挖掘出來。

這幅彩繪帛畫導引圖，高約五十公分，寬約一百公分，共繪有四十四幅不同運動姿態的人像，單個圖像九～十二公分，有男有女，有老有少，衣冠都是當時一般庶民使用的樣式。

根據它的動作來源、動作內容形式、動作效應，我們還可以看出它既有模仿生禽，也有來源於生活；既有行氣吐納，也有伸筋拔骨；既有療病術式，也有保健方法，還伴有按摩動作。這張導引圖涵蓋了導引養生的所有範疇，是漢代以前養生功法集大成的代表，它的完備表明了中國古代樸素健身思想的發達。

這顯示了導引術是當時中國長生不老的一個秘訣，也顯示了「順應自然而生存」的思想。不論身心，依自然原始型態而生存，才被認為是最高境界。

導引按照運動形式的不同，分為肢體類導引、引氣類導引和按摩類導引。通常肢體類導引以肢體運動為主；行氣類導引以意念導引下的行氣為主；按摩類導引以按摩、叩擊某一身體部位為主。

導引所包括的健身方術是相當廣泛的，它所包含的內容雖各有不同，但都可以把它看做是一種自我調節身體氣血運行、祛病健身的養生法或健身法。

這些練習簡便易行，不受場地限制，可在陽台及室內練習。走到戶外自我練習，與大自然親近，效果更佳，尤其適合中老年人練習。

人之所以會患病、老化，是因為某環的生活方式偏離了自然的軌道。如果能改正不合自然的生活方式，回歸契合人體的狀態，便能治好疾病，那麼，便不會老化，而得以長生不老。

●促進身體健康的「五禽戲」

醫生這種職業，也只有人類才有。野生動物從大自然界中，知道如何讓病自然痊癒，知道如何保護自己的身體。這種動物本身特有的感覺（第六感）是從勞動中產生的。

人類也曾經有這樣的能力，但隨著文明的進步，人類生活環境的變化，這種能力也跟著喪失了。

如果仔細觀察野生動物，可以發現它們如果朝一個方向動，一定也會朝相反的方向，做相同的動作，這是為了能獲得平衡，也是為了做它們獨特的呼吸法。例如烏龜在跳水之前，會仰頭先深吸一口氣。

不但如此，野生動物不太容易生病，雖在野生的狀態下，既不會感冒，也不會下痢。養成了非常強壯的體質，從有生命之後，便能一直活到自然死亡。

中國最有名的名醫華陀，認為「人類如果像其他動物那樣活動筋骨、呼吸，應該不會生病，可以健康地生活一生」，所以，從「虎、熊、猿、鶴」五類動物的姿勢中，獲得靈感，開發了「五禽戲」。

從現有文獻資料分析，南北朝名醫陶弘景所著的《養性延命錄》最早用文字描述了五禽戲的具體動作。五禽戲發展至今已形成不少流派，每個流派都有各不相同的風格和特點。總的來看，都是根據「五禽」動作，結合自身練功體驗所編的「仿生式」導引法，都以活動筋骨、疏通氣血、防病治病、健身延年為目的。

在做這五禽戲的時候，其動作或姿勢和虎、鹿等五種動物相似。就是藉這樣的運動，自然地展現拉開筋骨的姿態，來促進身體的健康。

虎戲是模仿老虎的動作，動作變化剛中有柔、柔中生剛、外剛內柔、剛柔相濟，體現虎的威猛，目的在幫助增強體力。

鹿戲是模仿鹿的動作，動作要輕盈舒展，神態要安閒雅靜，意想在山坡、草原上自由快樂的活動，目的在幫助筋骨的伸展。

熊戲是模仿熊的動作，運勢外陰內陽，外動內靜，外剛內動，以意領氣，氣沈丹田；行步外觀笨重，其實笨中生靈，蘊涵內勁，沈穩之中顯靈敏，目的在於強化內臟器官的機能。

猿戲是仿效猿的動作，外練肢體的輕靈敏捷，欲動則如疾風閃電，迅敏機警；內練精神的寧靜，欲靜則似靜月凌空，萬籟無聲，來促進身體的敏捷性。

鶴戲是仿效鶴的動作，表現出鶴的昂然挺拔，悠然自得的神韻。抑揚開合，活躍周身經絡，靈活四肢關節，以增強呼吸機能，促進血液循環。

習練時，中老年人，尤其是患有各種慢性疾病者，需要根據自己身體狀況來進行。動作的速度、步姿的高低、幅度的大小、鍛鍊的時間、習練的次數和運動量的大小都要確實把握。原則是練功後感到精神愉快、心情舒暢、肌肉略感酸脹，但不感到疲勞。切忌急於求成，貪多求快。

在今日，大多數的人，仍會在日常生活中利用清晨來登小山，或聚集在附近的公園和校園，實際地運用太極拳或五禽戲等健康運動法，來促進自己的健康。

3.經絡穴位治療健康法

經絡學是中國傳統理論中，最重要的部分。其主要理論是說明人體內的一種「氣血」運行的經絡系統。

在中國醫學的基礎理論中，有所謂「六臟六腑」的人體構造論。六臟是指肺、脾、心、腎、心包、肝等實質性內臟；六腑是指大腸、胃、小腸、膀胱、三焦及膽等中空性內臟。

所謂的「經絡」，是環繞人體六臟六腑，給予重要能量的循環系統。「經」是縱的循環，「絡」是橫的循環。所以，在「經絡」裏，包含了十二經脈、八奇經脈、十五絡脈、十一經別、十二經筋、十二皮部及無數的絡脈和孫絡。

因此，在這當中的十二經絡，是對應人體的六臟六腑，一一對應於這十二個臟器。這些經絡叫做「正經十二經」（①肺經、②大腸經、③胃經、④脾經、⑤心經、⑥小腸經、⑦膀胱經、⑧腎經、⑨心包經、⑩三焦經、⑪膽經、⑫肝經。）

這些經絡自內臟（六臟六腑）出發，沿著身體內部或是表面運行，到達四肢及臉部。然後再從四肢或臉部回到內臟。也就是說，「正經十二經」是從最開始的肺經出發，達到最後的肝經，之後，再回來由肺經開始運行，如此週而復始地反覆運行（依「正經十二經」①～⑫號的順序，循環全身）。

如果再加上屬於奇經八脈的「任脈」（通過人體前面正中央的經絡），和「督脈」（通過人體後面正中央的經絡），就叫做「十四經」。

在經絡醫學裏，普遍認為「六臟六腑」正常地運作（即氣血運行得很順），人體就會很健康；如果氣血不順（即氣血循環失調），就會生病。

•十四經穴主治概要

①手太陰肺經穴——主治頭面、喉、胸、肺部疾病，如咳嗽、氣喘、咯血、傷

風、咽喉腫痛、肩背部疼痛等。

②手陽明大腸經穴——主治頭面、喉、胸、肺和經脈循行部位的病症。

③足陽明胃經穴——主治胃腸病、頭面、眼、鼻、口齒病和經脈循行部位的其他疾病。

④足太陰脾經穴——主治胃腸病、頭面五官、神志、皮膚、熱病和經脈循行部位的其他疾病。

⑤手少陰心經穴——主治心、胸、神志和經脈循行部位的其他疾病。

⑥手太陽小腸經穴——主治頭面五官、熱病、神志病和經脈循行部位的其他疾病。

⑦足太陽膀胱經穴——主治頭面五官、項、背、腰、下肢病和神志病；位於背部兩條側線的背俞穴及其他腧穴，主治相應的臟腑症及有關的組織器官病症。

⑧足少陰腎經穴——主治婦科、前陰、腎、肺、咽喉病，以及經脈循行部位的其他疾病。

⑨手厥陰心包經穴——主治心、心包、胸、胃、神志病，以及經脈循行部位的

其他疾病。

⑩手少陽三焦經穴——主治頭、眼、耳、頰、咽喉、胸脇、熱病，以及經脈循行部位的其他疾病。

⑪足少陽膽經穴——主治側頭、眼、耳、咽喉、神志、熱病，以及經脈循行部位的其他疾病。

⑫足朔陰肝經穴——主治肝、膽、婦科、前陰病，以及經脈循行部位的其他疾病。

⑬督脈——主治神志、熱病、腰骶、背、頭、項、局部病症及相應的內臟疾病。

⑭任脈——主治腹、胸、頸、頭面的局部病症及相應的內臟器官病，部分腧穴有強壯作用或治療神志病。

●對於穴道應具有的認識

所有的穴道，均分布在經絡上。如果把穴道當做「點」，經絡是連結穴道的

「線」，均分布在經絡上。如果把穴道當做「點」，經絡是連結穴道的「線」，這樣便容易理解了。根據中國古書上的記載，人體有三百六十五個穴道。

穴道是肉眼無法看見的。人體內的氣血若有不調的情形時，會在這裏反應出來。也就是說穴道是「衛氣」停留的場所（衛氣是一種包含免疫作用的「防衛反應」），同時也是「邪氣」外邪、風、寒、暑、濕、燥、熱）侵犯的地方。

如此一來，穴道就成了「正氣」（衛氣）和「邪氣」相較互爭的地方。一般說來，「邪氣」大部分都是從皮膚或毛孔侵入的。然後慢慢地沿經絡深入到內臟使人發病。

另一方面，臟腑氣血的疾病（體內能量無法輸送），會經過經絡。反應於人體表面或四肢一定的穴道。這樣的現象在東方醫學中叫做「臟腑經絡論」，被認為是針灸治療法的基本理論。

因此，針、灸、推拿、指壓，是利用針刺或手來按摩，加以刺激穴道和經絡。這樣便能增加經絡對疾病的抵抗力及治癒力，促進氣血的循環。

●何謂經絡的調整作用

道家陰陽對立統一觀點，認為人體是一個有機整體，人體內部充滿陰陽對立統一的關係。中醫認為，疾病的發生及其病理過程，是由於某種原因使陰陽失卻相對的協調平衡，出現偏盛偏衰的結果。

《內經》說：「陰勝則陽病，陽勝則陰病」；「陰損及陽，陽損及陰。」這說明陰陽失調會引起臟腑的功能紊亂，導致疾病的發生。因此，對體表不同部位、經絡、穴位施加一些良性的刺激，可以使肌體活躍，肌骨強健，內臟堅固，調整臟腑功能，改善血液循環和內分泌功能，使人體的激素平均得到調整，達到陰陽平衡，得到治病的良好效果。

經絡的調整作用，是利用各種方法（針、灸、指壓、推拿），給穴道適當的刺激，誘導經絡本身的機能，調整氣血，使經絡流通順暢。使內臟器官恢復正常功能，增強體質，並預防疾病。

現代醫學一般都承認，實行經絡穴道療法後，能增加體內的紅血球和白血球。紅血球數增加，運送氧氣的量也跟著增加。這樣就不會引起細胞缺氧，並增進健康。

刺激經絡及穴道，能引發人類與生俱來的治癒能力，使體內的調整作用活躍起來，這就是為什麼刺激經絡和穴道能治病，也能恢復健康的原因。

4. 漢方治療健康術

古時候的人，為了治病，使用過所有的草根樹皮，經過長時間的試驗及犧牲了數不盡的寶貴生命，根據體驗編出一套獨特的處方和治療法。

去蕪存菁後，將有效的治療留傳下來，將這些集大成之漢方藥流傳到現在。

在漢方療法中，疾病並非一般性的，其特徵是一個一個地認真診察為病所苦的病人。也就是說，每個病人由於不同的體質，不同的體力和不同的生活環境，而有個別的差異。

這種個人的差異，在漢方醫學裏相當受到重視。也就是說，漢方醫學認為即使是相同的疾病，也會因個人的差異，而有不同的症狀。

所以在漢方醫療法中，會因局部病變和全身的狀況，考慮人體內有機的關係，再開適合於各個病患的藥方（漢方的開藥方式是採組合配藥等方法）。

●利用漢方藥來做藥膳料理

國人為了維持健康，有一種習慣，就是在平常的伙食中，加入一些中藥材。比如在冷熱交替的時節為了維持健康，常常吃「四神湯」（豬小腸、薏米仁、山藥、蓮子和茯苓合煮的湯），四神湯在台灣可說是一種非常普遍的藥膳。

加入食物的中藥材，會依季節、年齡、男、女、老、幼等不同的條件，而有所不同。

所以，國人依承古人的智慧，從平常就懂得利用漢方醫療的方法，善用藥膳料理，來維持自己的健康。

但藥膳的應用是否合宜，將影響其效果，如果配伍調味得當，可協同增強療效，烹調服食得法，可以增加營養。所以在藥膳的過程中應了解和掌握應用方法，才能收到事半功倍的效果。

●藥膳的配伍應用

配伍是按照一定的原則，將天然藥物和食物配合應用。一定的原則即根據病情和藥性或食物的偏性而定。因藥物與食物之間的互相配伍，可相互影響，使原有功能發生變化而產生不同的效果。

配伍後可增強療效的應用，是藥膳中的常用配伍方法。如豬肝、菠菜同用，烹製成豬肝菠菜湯，即為用治視物昏花、眼目乾澀之夜盲症的常用食療方。方中菠菜養血明目，豬肝養肝明目，二者同用，養血補肝明目的功效更佳。

性能功效相類似的藥物、食物配伍，可增強療效的應用，即是中藥配伍中的相須為用。例如，黃芪為補氣生血的要藥，黃鱔亦能補氣生血，藥食並舉，補氣補血的功效更佳，且配以生薑即和胃調中，增加食慾，促進藥力吸收，提高滋補效能，又能去黃鱔的腥膻，色香味俱全，更增強其可食性。

中藥配伍中的相使為用。例如，杞棗雞蛋，方由枸杞、大棗、雞蛋組成。三者雖均有滋補的功效，但枸杞滋補肝腎陰陽，大棗益氣補脾，雞蛋滋陰補血。功效作用部位雖非完全相同，但配伍後，大棗使脾胃健運，後天之本充足，從而加強了枸杞、雞蛋滋補肝腎，補血滋陰的功效，為臨床治慢性肝炎的佳膳。

某些有毒副作用的食物，經過配伍後可消除或減低其毒副作用。如生薑能解魚蟹的腥味，紫蘇能解魚、蟹之毒，魚蟹的腥膻及毒副作用能被生薑、紫蘇減低或消除，這種相互作用可以減低毒副反應的配伍，類似中藥配伍中的相殺、相畏配伍。

藥膳配伍中，若不掌握食物、藥物的性能，配伍後相互拮抗而導致原有功效降低甚至喪失。這種配用，屬中藥配伍中的「相惡」應用。此類食物或藥物在性能上大致相反，因此，應避免同用。

食物如同藥物一樣，經過配伍會發生不同的變化，產生不同效果。因此，藥膳中必須掌握配伍的原則，按照科學配伍方法來應用。

第二章

健康長壽的要訣

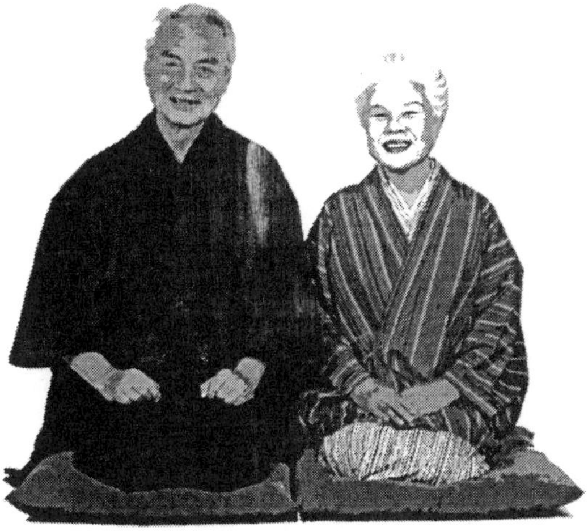

穴道的驚人效果

為什麼只要刺激中國醫學所謂的「穴道」，就可以治病呢?對於這一點，現代醫學仍無法完全解釋。所以，現在仍是無法成立其明確的學說。

例如，用針或灸來刺激穴道，血液中的紅血球和白血球數量上的變化，是臨床證明的事。但究其為何會如此，至今仍不知原因。

所知道的事實不過是穴道確實能引發人類與生俱來的治癒能力，並使全身的調整作用快速進行。這樣便能治病，保持健康。

在此，我們要先說明，何謂穴道?以及穴道分布於何處?

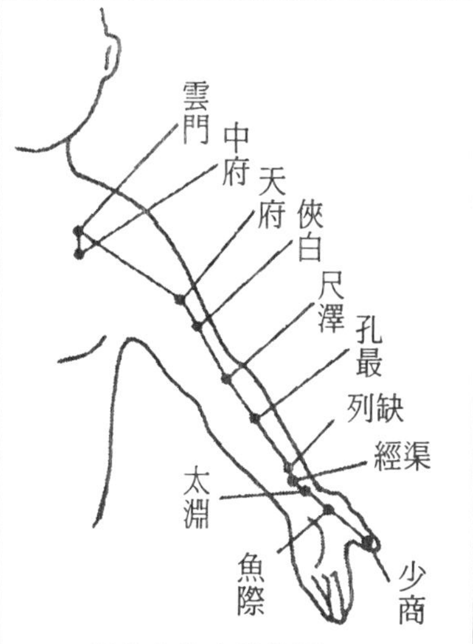

經絡上的穴點位置

穴道雖分布於人體的表面，卻是肉眼所無法看見的。根據中國的古書，人體約有三百六十五個穴道。這些穴道均分布於經絡上。

經絡及穴道反應點

這裏所謂的經絡，是以一定的形態連結穴道，縱向地連結各個穴點。這些經絡是起始於各個內臟器官，沿著身體內部或表面達到四肢和臉部，再從四肢或臉部循環至內臟，其中包括了正經十二及奇經八個。

值得一提的是，各個經絡均聯結各個內臟。要是內臟一有異常，與其關連的經絡、氣血就會停滯，無法流通順暢。也可把穴道當做點，那麼，經絡就是連結這些點的線。

也就是用撫壓、推拿、指壓或用灸、針來刺激穴道能使氣血順調，促進經絡的循環，並且能治病，這就是針灸療法的原理。

針灸是我國獨特的醫療技術，科學在不斷的進步，針灸也隨之相應發展。人體的體質各有不同，穴位的位置亦有差異，反應不同，效應不同，其敏感度也不同。

中醫以整體觀念，相對平衡學說為基礎。經絡系統，陰陽、營衛相對運動，取得相對通應，以溝通表裡，運行氣血而致相對平衡和健康。所謂通應，如手陽經從手走頭，足三陽經從頭走足，足三陰經從足走腹，手三陰經從胸走手，相對通應，周而不間。

如先前所說的，穴道是肉眼無法看見的，隨著身體的健康狀況，穴道也會移動，所以非常難找。

在此，先介紹一般找穴道最簡單的方法。

首先，如果壓壓看，會覺得很舒服，但如果某個地方有疼痛的感覺，這個地方便是「穴道」。英語稱為「Pain Point」（痛點），中國則稱為「阿是穴」。

反應點與阿是穴類似，不過反應點如一般在皮膚上會出現紅點，有的隱於皮內，經刮後才出現。有的在皮下，出現硬條狀或塊狀物。其出現的反應點不只一個，不限於某一部位，可在數處出現。

耳穴道的刺激法

仔細觀察人的耳朵，有沒有發覺像什麼？對啦！就像在媽媽肚子裏的胎兒。耳垂的地方剛好是胎兒的頭。外耳殼的地方是脊椎，上面的部分是屁股，凹下的耳甲艇和耳甲腔部分是內臟。

就整個身體而言，耳朵雖是非常小的部分，卻集中了相當多的穴道。穴道的數目大約是一百一十個，而且這些穴道聯結了全身各個部分。所以，耳朵成了全身經絡的縮影。如果能善用耳朵的穴道，可達到疾病的預防和治療效果。

《靈樞・口問》說：「耳者，宗脈之所聚也。」現代實驗研究證明，在所觀察的四十八條經脈中，就有四十二條經脈與相應耳穴發生感傳關連，可見耳穴與相應經絡感傳是存在的。十二經脈及陰蹺、陽蹺脈的經氣皆上通於耳，耳廓是反映臟腑生理、病理的窗口。

《靈樞・口問》說：「耳者，宗脈之所聚也。」現代實驗研究證明，在所觀察的四十八條經脈中，就有四十二條經脈及號陰蹺、陽蹺脈的經氣皆上通於耳，耳廓是反映臟腑生理、病理的窗口。

耳廓有著豐富的神經分佈，有來自脊神經叢的耳大神經和枕小神經，有來自腦神經的耳顳神經、面神經、舌咽神經、迷走神經的分支及交感分支等。其中耳輪、對輪和耳舟的大部分由耳大神經分佈，僅上方一小部分由枕小神經分佈。

三角窩內的神經來自耳顳神經，耳大神經和枕小神經，並在三角窩的皮下形成神經叢。耳甲艇和耳甲腔的神經，主要是面神經、迷走神經、耳顳神經分支，並在此處交織成叢。

當人的機體發生病變時，病理刺激由神經系統的傳導使相應耳穴發生生物電場改變和過敏、疼痛、血管張縮、汗腺和皮脂腺的分泌及立毛肌的收縮等反應，各種治療方法產生的良性刺激也由神經系統的傳導，阻滯或抑制了原有的病理衝動惡性循環，並代之以正常的生理調節，致使病變減輕或消失。

耳廓是機體五臟六腑、四肢百骸以及其他組織器官的重要螢光屏，是機體信息輸入與輸出最強、最集中的地方之一。整個耳廓是機體各臟腑組織器官的縮影，機體各臟器、各部位在耳廓皆有反應點，若各臟腑、組織器官發生病變，則必然會在

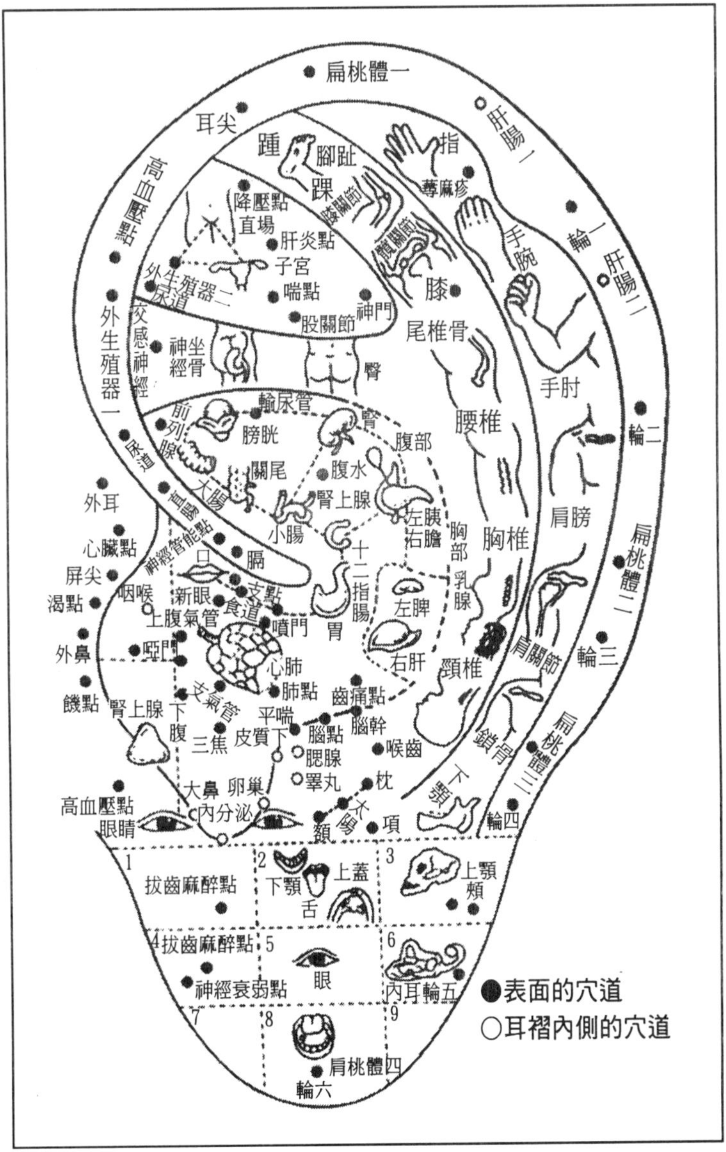

扁桃體一
耳尖
肝陽一
踵
腳趾
指
蕁麻疹
高血壓點
降壓點
踝
膝關節
直場
肝炎點
輪一
手腕
髖關節
肝陽二
外生殖器二
子宮
尿道
喘點
膝
交感神經
神門
股關節
尾椎骨
外生殖器一
坐骨神經
臀
手肘
輸尿管
腎
前列腺
膀胱
腹部
腰椎
輪二
尿道
關尾
腹水
大腸
腎上腺
外耳
肛門
左胰
右膽
胸部
肩膀
小腸
胸椎
扁桃體二
心臟點
神經管能點
膈
十二指腸
口
屏尖
咽喉
新眼
支點
乳腺
左脾
渴點
上腹
氣管
食道
賁門
胃
外鼻
啞門
肩關節
輪三
心
肺
右肝
頸椎
肺點
齒痛點
支氣管
饑點
腎上腺
下腹
平喘
腦幹
扁桃體三
三焦
皮質下
腦點
喉齒
鎖骨
腮腺
睪丸
枕
下顎
大鼻
卵巢
高血壓點
內分泌
太陽
眼睛
額
項
輪四
1
拔齒麻醉點
2
下顎
上蓋
舌
3
上顎
頰
4
拔齒麻醉點
5
眼
6
內耳
神經衰弱點
輪五
7
8
9
扁桃體四
輪六
●表面的穴道
○耳褶內側的穴道

耳廓得以反映。因此，透過觀察耳廓和耳穴便可窺見內臟的疾患。

以上的說明，只能對疾病的治療有個概括的了解。然而，對疾病的診斷，穴道也有些幫助。

人體是很奇妙的，內臟機能要是有一些損傷或疲怠的情形發生。與其相關的皮膚也會有各種反應。這是大家經驗中所能理解的。

一般反應的方式，如皮膚起一粒一粒的小疙瘩。或皮膚變得乾巴巴的。嚴重時還會有脫皮、微血管浮腫等異常反應。這在醫學界，被稱為「內臟體壁反射」。

●表現在耳朵的疾病徵兆

這種「內臟體壁反射」的現象，在耳朵也同樣會表現出來。雖說耳朵只不過是個小器官，也能在這個小地方，表現全身內臟的狀態，而達到診斷病情的效果。

耳穴是耳廓表面和人體經絡、臟腑、組織器官、四肢百骸相互溝通的部位，是脈氣所發和轉輸處。當人體內臟或軀體任何一處有病變時，耳廓穴位就會出現壓痛敏感，皮膚電特性改變、變形、變色等陽性反應。這些反應可作為診斷疾病的依據，並可由刺激來防治疾病，所以，陽性反應點又有「刺激點」之稱。

例如，為腰痛所苦的病人，從耳朵上面三分之一地方的三角窩（耳朵上面三角形凹陷的部分，請參照左圖），一直到「腰椎」穴的附近，或是從「腰椎」穴到「過敏點」穴附近，會有一條血管浮腫的現象。

如果有婦產科疾病的症狀發生（月經不順、子宮潰瘍、子宮內膜炎等），在耳的三角窩地帶有個「子宮」穴會發生變化。

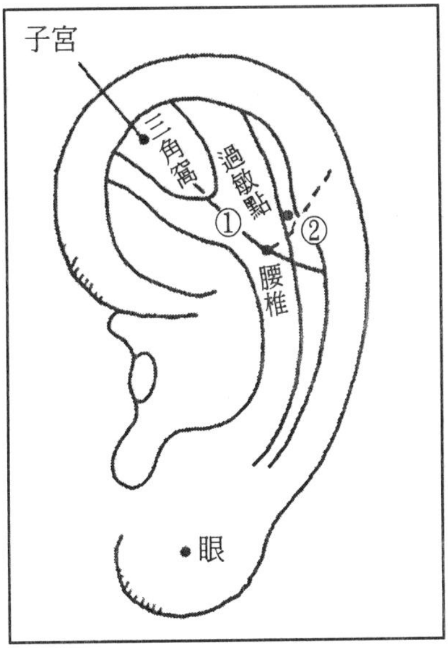

所謂的變化是指耳垢積多或變紅等。而且用手指頭壓，會有特別的刺痛感。

以上是用眼睛來偵測的，一般稱為「視診」。

另外，還能利用耳朵的穴道來診斷疾病。

那是壓「阿是穴」（Pain Point），

也就是壓了會痛的「特異點」針灸療法。

但是，小小的耳朵，想用手指去按壓、刺激，實在是不太容易。

所以，不用手指，而用一枝牙籤、火柴棒、髮夾或原子筆等身邊細小的工具，也能達到效果。

當用牙籤按壓耳朵全部的穴道，應該會有感到特別痛的地方。根據這些感到痛的穴道位置（參照耳朵的穴道圖），大概就可以知道那個內臟器官不好，或是老化。

●避免使用尖銳的工具

使用牙籤等工具的尖端，如果太過尖銳，容易弄傷耳朵表皮。相反地，如果太鈍，會使牙籤接觸耳朵的面積太大，便不容易找到穴道，這一點務必要注意。

建議各位用牙籤和髮夾比較理想。使用牙籤前，可先將牙籤前端尖銳的部分稍微削去，再使用會比較好。

接著再依個人敏感度的不同，加一些力量，或減一些力量，來找出穴道的所在地（特異點＝也就是按壓會痛的地方）。

還有，在尋找穴道之前，請別忘了在耳朵裏面塞些脫脂綿。那是為了避免在診察的時候，不小心插進耳朵。

如果善加利用耳朵的穴道，對於許多疾病會有很好的效果。特別是小孩子的慢性疾病（過敏性鼻炎、氣喘、皮膚炎等疾病），均有相當的治療效果。

由於不同的症狀，刺激的穴道也不同，對於這一點，請參考症狀別的針灸療法。

在此，將使用過而有效果的刺激法加以說明。

首先，將一些脫脂綿塞入耳朵。然後用牙籤或髮夾壓按特異點，配合自己的脈搏，一壓一離。這樣看看是否感到些微的疼痛，並多刺激幾次。

由於皮膚的靈敏感因人而異，所以要注意不要施過大的力而造成皮膚傷害。

差不多一天二～三次，一個地方刺激五～六次即可。而且依病情的輕重、年齡、體重等的不同，刺激的次數也有不同。不能隨便地增加刺激的次數。更重要的是，要每天有耐心地刺激，不能荒廢。

指尖的穴道刺激法

對於人類來說，如果雙手不是萬能、不發達的話，就不會有今日高度發展的機械文明，這是大家都明瞭的事實。人類的祖先由四肢爬行的動物，演變為雙腳站立行走的動物，自剛開始學習步行，到目前已有數萬年的歷史了。

而人類的前肢，由四足時代的沈重負擔中解脫，終於演變成為能夠自由活動、製造器物的雙手。因為製造器具即是思考方式的表現，由於手指能夠複雜靈活的運用，刺激腦部，使得人類的頭腦也就因此而更加活躍地發達起來了。

我們四肢的指頭前端，有很多重要的穴道。依經絡醫學看來，特別是在指甲兩側的穴道（井穴—是各經絡的出發點或終點），和各內臟有極深的關係。

拇指和肺臟、食指和大腸、中指和心包、無名指和所有的五臟（三焦）、小指和心臟、小腸，均有密切的關係。

所以，利用指尖的穴道，經常按摩，給予刺激，就能強化內臟機能，更可以預防疾病。

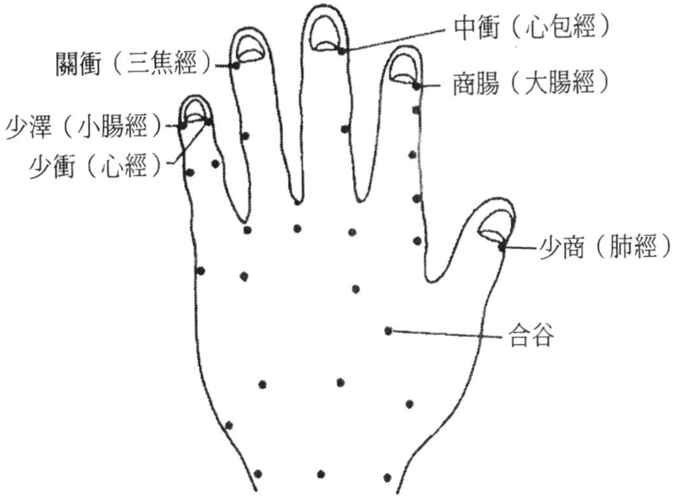

手的井穴（三陽三陰經）分布圖

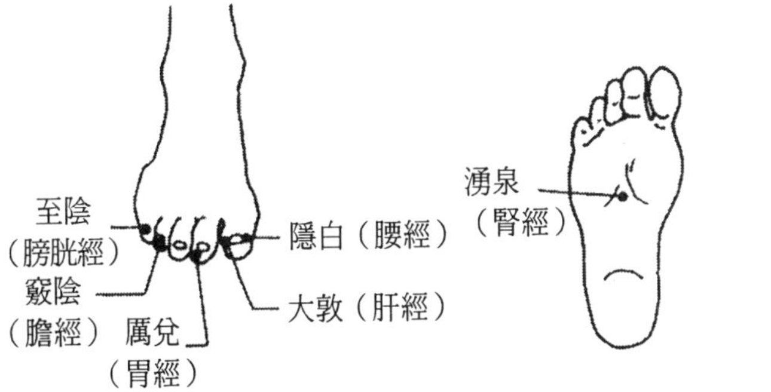

足的井穴（三陽三陰經）分布圖

●按摩有訣竅

①用大拇指和食指，將手腳的每個指頭（從指尖到末端），慢慢地按摩。

②捏撮各指指甲的兩側，施力至感到有些微的疼痛，小心地按摩每個手指頭。

依以上的要領，一天來回按摩幾次。愈多次愈有效果。

●所謂的「手是另一個腦」

西方古諺有：「手是第二個頭腦」、「腳是第二個心臟」之類的說法。德國哲學家歌德曾經說過：「手是人類形諸於外的頭腦。」

手與腦是彼此相互緊密相連的二體，所以，藉著刺激指尖的作用，可以使頭腦的運作活躍起來。近年來，為大眾所重視的是：做指尖運動可以防止癡呆症。其實主要的理由，是因為手部為腦部發號施令下的執行機關，所以，為了使腦溢血的病患能夠恢復其身體的機能，就必須加以從事黏土手工、編織、描繪及抓碎石等指尖的訓練。這也證明手部與腦部，有著密不可分的相互關係。

人類一過二十歲，腦細胞便會年年減少。減少得最明顯的是「前頭葉」。

這「前頭葉」是指揮身體各部分關節和肌肉的地方。這當中有很多是發號司令指揮手指頭的。所以，這些部分的老化，連帶地便影響到手指的運動。

因此，如果手指的運動不能很自在，也可說是因為「前頭葉」老化的現象。同樣的道理，如果常常運動手指頭，便能給予「前頭葉」刺激，也就能預防腦部的老化和腦筋遲鈍。

手掌的穴道刺激法

手掌分布了許多重要的穴道。因此，用手握住核桃或高爾夫球來運動，是一種可以刺激穴道，增進身體的健康方法。

最近，由於科學技術的發達，許多電氣用品的發明，使得做家事都輕鬆了許多。例如，由於有洗衣機，衣物不用手，便可洗得很乾淨。因此，刺激手掌穴道的機會也變少了。

儘管家事輕鬆許多，會腰酸背痛的主婦，反而增加了，其原因之一是手掌穴道刺激的機會減少。

仔細想想看，手用力搓揉衣物，是不是強烈地刺激了手掌和指甲旁的穴道？所以，就能強化和這些穴道相關連的內臟。

手掌刺激的方法有按、揉、搓等方式，對於在檢查時發現會感到疼痛的地方，應特別予以刺激。剛開始時，操作的時間要短，且輕輕地進行；然後再逐漸地增強力量，並加長刺激的時間，才是正確良好的方式。

手指的使用法如下：

①以拇指的指腹來按。

②以拇指指腹來上下搓揉。

③以拇指指腹來進行成圓形的揉搓。

④以拇指及食指在受治療側的手指來進行搓揉，特別是對於關節的部位，予以加強的刺激。

⑤握拳，以中指和食指的第二個關節部位（在手心部分），來進行搓揉的作用。

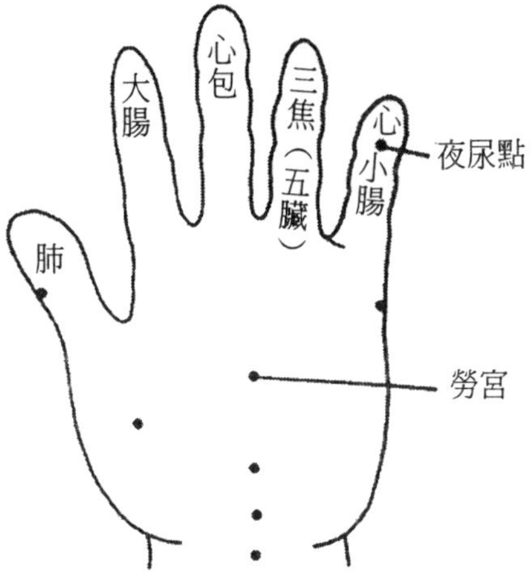

手掌的穴道分布圖
及各手指與各內臟的相互關係

以上所敘述的內容，如何來使用手指並無太大關係，但原則上是以朝心臟的方向來進行搓揉為佳。

政治家們，日常生活甚而競選期間，緊湊辛苦的活動行程裏，使他們終日無休，操勞地忙著活動。

這樣操勞辛苦的他們，一般說來卻看起來比實際年齡還年輕，臉上的血色也很好，身體都很健康。那可能是因為他們每天緊張地生活著，也就比別人更注意自己的健康。但可認為那也是因為他們和人家握手的機會比一般人多，所以政治家們都還算健康。

為什麼握手也能使身體健康？那

是因為，在握手的時候，不知不覺中也刺激了手掌的穴道。

每天和很多人用力地握手，能增進內臟機能和促進身體健康。

腳底的刺激法

腳底也有很多重要的穴道。這些穴道和全身所有的內臟相連，互相影響，也和全身的健康狀態有很密切的關係。而且腳底集中了很多的血管，扮演了血壓和血液

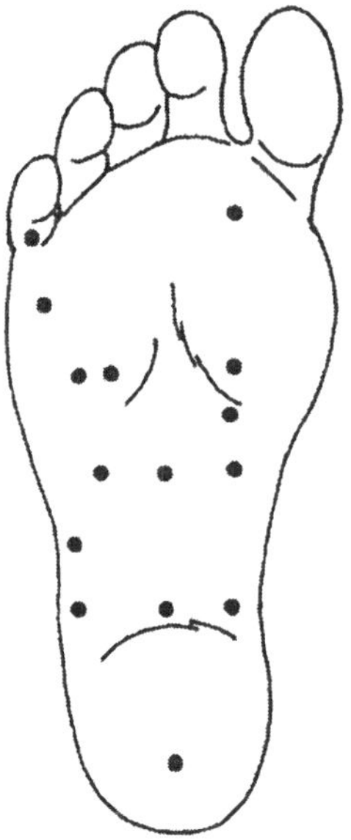

腳底的穴道

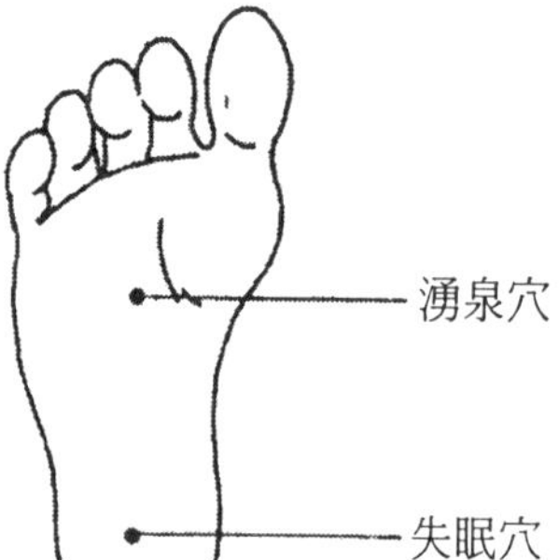

循環的重要角色，因此，腳底被稱為「第二個心臟」。

所以，常刺激腳底，可甦活腳的筋骨，也可使血管裏的血流順暢，循環良好。對於失眠症、寒症、高血壓、低血壓也有很好的治療效果。

腳底無法接觸地面的地方有個「湧泉穴」（在腳底內側凹窪的地方），是腳的少陰腎經起點的地方。

「湧泉」依其字面的意思，是「能源湧出」的意思。所以經常刺激這個穴道，可以使能源湧現，精力旺盛，活力充沛。

刺激「湧泉穴」用高爾夫球會較方便。首先，將高爾夫球對準腳底，加上自己的體重，刺激腳底每個地方，可以預防疾病。

由於腳底有很多重要的穴道，經常刺激腳底，可以促進健康。這和踏青竹是相同的道理。但是高爾夫球較容易點到穴道。對穴道健康法而言，效果較好。

●用指腹按壓最受歡迎

身體各部有硬的也有軟的部分，有感覺敏銳的，也有遲鈍的部分，連發生的毛病都是各式各樣，所以要順應場合和時間，用最適當的方法。

腳底刺激法，如果只是胡亂地壓或敲，那麼，你所期待的效果可能達不到十分之一。

什麼部分用哪個指頭來壓沒有一定的規則，大致柔軟部分是指腹，硬的部分用指關節或拳頭來進行。

方法基本上有壓、揉、捏、摩擦等。其它還有撫摸、觸摸、敲、戮、搖、旋轉、壓迫等技巧。

壓的場合有用指腹、指尖和拳頭。腳的柔軟部分用指腹，腳跟等用拳頭，中間硬的部分用指關節，這樣就可以了。

用力的標準約三～六公斤（剛開始用體重來計算比較好），柔軟的部分就輕一點，腳跟等部分就加強一點（有些派別主張腳跟不用手來做）。

• 撫摸、觸摸是很重要的技巧

這是治療前和治療後都必需使用的技巧。從腳底到小腿都可以使用，可幫助血

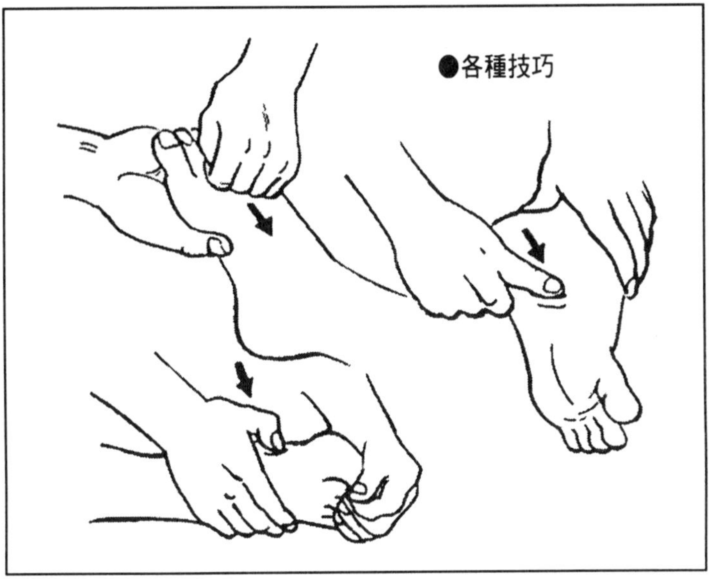

液和淋巴液的循環旺盛，促進神經和筋肉的機能。

特別是對幼兒、病人、老人做的刺激法，以這種方法最能達到精神鬆弛的效果。

按摩依壓的程度分為三種：

①輕壓法——讓人覺得非常舒服的程度。

②快壓法——有一點感覺痛的程度。

③重壓法——非常痛，但是還可以忍耐的程度。

從這個分類看來，撫摸的技巧是屬於輕壓法。

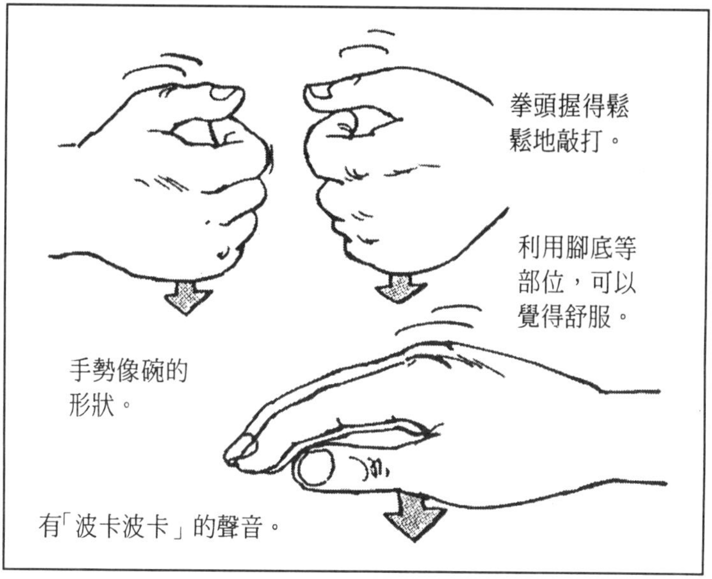
拳頭握得鬆
鬆地敲打。
利用腳底等
部位，可以
覺得舒服。
手勢像碗的
形狀。
有「波卡波卡」的聲音。

● 用揉可以使血液循環良好

揉的方法可使用腳的側面、小腿的內外側，還有腳底全部，可以幫助血液循環良好，促進新陳代謝。幫助恢復或預防肌肉的疲勞，而且有心情鬆弛的作用。

所謂揉，是用手指頭做回旋的動作，不過這並不是說只要旋轉就可以了，哪一邊都無所謂。一般說來，往右回旋可以輸入能源，而往左回旋則是減少能源。因此，當體力充沛的時候，向左旋轉可讓充滿的能源消除；相反的，向右旋轉就可以注入能源。

●敲或戮都有力量的強弱

這是使用腳底和小腿外側的方法。敲的方法，對消化器官特別有效。輕輕地敲和戮有同樣的效果。快速而輕微的敲打和搖一樣，刺激的程度相近。

輕和短暫的敲打對肌肉的收縮有幫助，而且有助於神經興奮。

因為敲打如果是輕敲而且是短時間時，能夠促進神經機能，對神經麻痺有很好助益。相反地，如果是用力且長時間敲打，會使肌肉弛緩、鎮定神經，完全是相反的作用。對痙攣性的症狀，用力而長時間敲打的方法最有效果。

●震動和搖動運用良好會覺得很舒服

握著腳腕或腳的兩邊震動或搖動的方法，自己做起來可能比較困難，但這可幫助血液循環良好，促進神經的機能。運用良好時，會覺得非常舒服，可達到精神鬆弛的目的，是一個很重要的技巧。震動對消化器官很好，另外，搖動可提高關節的可動性，腱和韌帶也易於活動。

唾液健康法

關於自然健康的基礎，最常見的是「唾液腺刺激法」或「牙齦鍛鍊法」。這二種健康法是經常使唾液分泌，強化牙齦的健康法。

自古以來，我們便將唾液叫做「金津玉液」、「神液」。「活」有生活，體力之源的意思。從字面上看來，可分解為「舌的水」。「舌的水」就是「唾液」的意思。中國自古至今，一直認為唾液是生命重要的元素。

大家都知道，唾液可以消化食物，以利腸胃蠕動。而且在我們日常生活中，常有因不小心引起的擦傷或刀傷，我們常會無意識地用唾液來塗抹傷口。這樣一來，令人驚訝的是不但能止痛，傷口還能復原。這是因為人類的本能，自然地做這樣的動作。

動物也常會在痛處或傷口的地方舔來舔去。

「早上一起床，使用唾液來按摩眼周的穴道。這樣每天實行，不但可以預防眼睛的疾病和老化，還對皺紋和老人斑很有效。」這種利用唾液的方法，是中國人長久經驗中，智慧的結晶。

西元一九八四年十四日，日本西岡一教授在福岡的日本防癌醫學會中，發表了「唾液對癌細胞的消毒作用」。

其發表的內容包括：癌症原因中的百分之九十是因致癌物質，只有百分之五是因遺傳性濾過性病毒引起的。致癌物質是以食物為最重要。

在此我們來做個實驗，將三十種易致癌物質和唾液攪混一起看看。即使是致癌性最強的黃麴黴毒素（afatoxin）的毒性在和唾液混合的情形下，三十秒內便會消失殆盡。

在唾液中，包含有十五種酵素，八種維他命，和二種荷爾蒙，這其中的過氧化物酶（Peroxydase）酵素會消滅致癌物的毒性，這種酵素說明了唾液具抗癌的特殊效果。

所以，如果吃東西時，能細嚼慢嚥，使唾液分泌旺盛，吃進體內的易致癌物質，在嘴巴咀嚼的時候便能被消除。滿嘴的食物要咀嚼三十次，這樣能分泌許多唾液，也能消除致癌物質。

此外，留意於「一口咀嚼三十次」，也對成人病的大敵——「肥胖」很有幫助。因為藉著一口咀嚼三十次，慢慢地吃，容易有吃飽的感覺。就不會想亂吃東西，當然不會肥胖了。一吃東西，血糖值也會跟著上升，在腦部的食慾中樞，便會發出「已經吃飽了，不要再吃了」的訊息。吃東西很快的人，在這個控制器還未發訊息前，便已吃過多的食物，所以就容易肥胖。

自古便有「鶴千年，龜萬年」之說，也有「慢慢喝，細細嚼」的諺語。這也可說是古人了不起的智慧。

長壽的穴道療法

國人自古以來，便很重視「保健長壽的穴道療法」。有關保健長壽的穴道療法，在古書《扁鵲全書》中，記載著「健康的人常常針灸關元穴、氣海穴、命門穴和中脘穴即使無法永遠健康不生病，也可以活到一百歲。」

除了上述四個保健長壽穴道外，也可以利用足三里穴。古人在做長途旅行前，一定要先針灸足三里穴。足三里穴有促進新陳代謝和防止老化的效果。並可以健康長生。

①關元穴——關元穴在肚臍下的四、五公分地方。即第五腰椎棘突下，旁開一・五寸。這個穴道是掌管人體的元氣，是個非常重要的穴道。

②氣海穴——在肚臍和關元穴連線的中間。即第三腰椎棘突下，旁開一・五寸。這個穴道是產生能源、掌管元氣的穴道。

③命門穴——命門穴，也可說是生命之門。是先天元氣的所在地。因為是人類生命最重要的地方。所以取做這個名字。也就是健壯人類先天體質，體力的穴道。這命門穴肚臍的正後方，腰部的正中央線上，第二腰椎棘突下凹陷中。

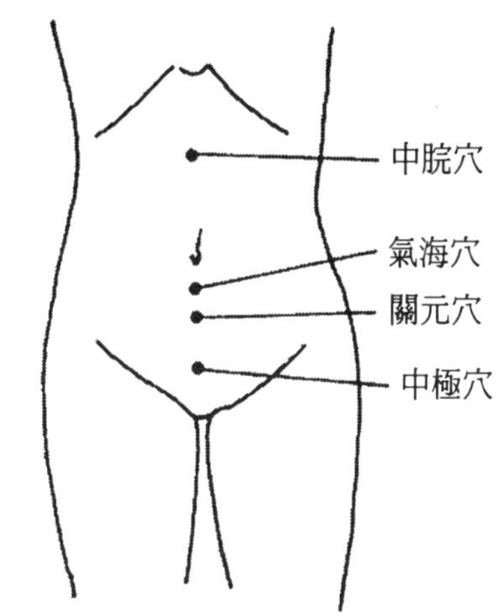

前

④中脘穴——在肺部凹溝處和肚臍連線的中央，臍中上四寸。這個穴道能強化胃功能，並增進食慾。

⑤足三里穴——足三里穴在小腿前

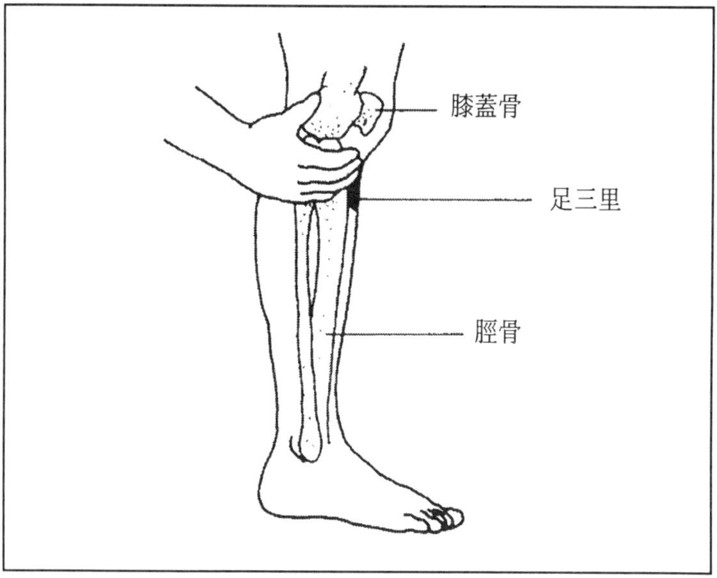

面，膝蓋韌帶外側凹陷四根手指頭的地方（犢鼻下三寸，距脛骨前緣一橫指）。

這些穴道，每天依中醫灸條的溫灸療法，針灸三～五分鐘，便會有效果出現。

但是，也可以用一般市場賣的艾蒿小切片來灸治（像半粒米般大小的艾蒿）、針灸中脘、氣海、關元、足三里、命門等穴道三～五次。一個禮拜針灸六天，另一天休息，持續四個禮拜，再休息一個禮拜。以後以這樣的週期試試看。

但因為氣海穴和關元穴很近，所

以不要一起針灸，只能一次一個地方交替著用。

而且在疲勞的時候，在男性的命門穴和女性的氣海穴，不著衣物，也不用任何工具，直接按壓二～三分鐘。這種方法在中國的健康秘法被提及過。應可以很快地消除疲勞。請不要弄錯男女的穴道。

健康長壽十二秘訣

傳統醫學中，最古老的《黃帝內經》中，有所謂的「上工治未病」。這個意思是真正高明的醫生致力於疾病的預防。這讓我們了解在還未生病前，就應維護身體健康的重要性，這種預防醫學可說是傳統醫學的基本思想。

以下要介紹的是古傳的健康長壽十二秘訣，這是很多國人經常做的健康法。

這種健康法不論誰，不論在何處，可以輕易地自己操作。而且可以配合經絡、穴道的按摩，來預防疾病維護健康，是從傳統健康法截取來的秘法。

「健康長壽十二秘訣」，分述於下面十二項。

①眼睛（明眼按摩法）。
②頭部（提神醒腦按摩法）。
③耳朵（通耳按摩法）。
④鼻子（舒鼻按摩法）。
⑤口嘴（唇按摩法、唾液腺刺激法、牙齦鍛鍊法）。
⑥臉部（美容健身按摩法）。
⑦手、腕（防止老化按摩法）。
⑧頸部（消除疲勞按摩法）。
⑨胸部（強身按摩法）。
⑩腰部（強健體魄按摩法）。
⑪膝、腿（長壽按摩法）。
⑫腳底（強心按摩法）。

1. 眼睛——明眼按摩法

俗話說：「眼睛會說話。」看一個人的眼睛就可以了解他的性格和心情。眼睛與所有的臟器和神經具有密切的關係。血氣上衝時，眼睛會充血；貧血或低血壓時，眼睛會失去血色，因此可以藉著眼睛判斷健康。

眼睛四周分布了睛明、攢竹、魚腰、絲竹空、太陽、承泣、瞳子髎等重要穴道。經絡是氣血在體內流通的道路。大多從眼睛周圍開始，結束於手指或腳趾。

常常做「明眼按摩法」，可使眼部的氣血循環良好，並可消除眼睛疲勞。能防治近視、遠視、老花眼及其他眼睛的疾病。也兼具預防眼尾皺紋及眼瞼下垂的美容效果。

〔按摩法〕

①兩手食指靠拇指的部分相互搓三十下，使其產生靜電且微熱。

②輕閉雙眼。

③兩手拇指的指腹對準左右太陽穴，其他的四個手指頭做握拳狀。用食指第二

關節的內側，從眼頭前端的睛明穴沿著眼睛周圍，上下繞環擦揉三十次。

④然後放開手指，閉上眼睛，兩眼向左轉五～十圈，休息二、三秒，再由右轉五～十圈。

⑤接下來必須注意的是不要突然張開眼睛，要慢慢睜開。眼睛經這樣地稍做休息，應該馬上就會感覺出比較舒服而且清楚。

剛剛提到，一早醒來使用唾液來按摩眼睛四周，會有很好的效果。是因為唾液中含有解毒免疫消炎作用的成分。

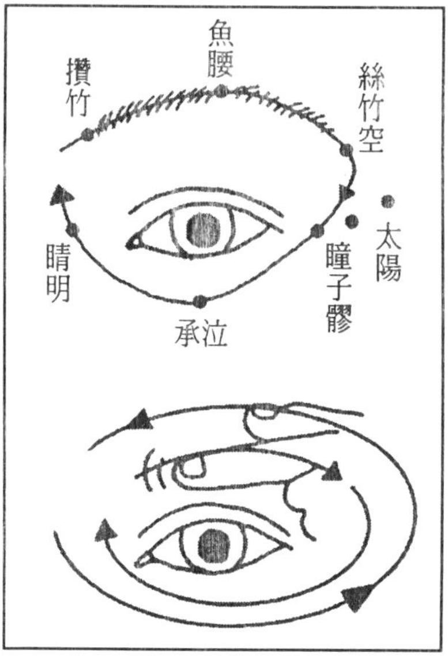

近來由於電腦，ＯＡ機器和打字機等的普遍使用。加上孩童們對電視遊樂器和電動玩具的熱衷，產生了一種「電視症候群」。

他們的共同點是距映像管太近，而且長時間地使用眼睛，因而造成眼睛的不良影響。在這樣的不良影響下，為了保護我們的眼睛，集思廣義地介紹「明眼按摩法」，希望各位試試看。

2.頭部——提神醒腦按摩法

在頭的中央有個督脈，在它兩旁有個膀胱經，膀胱經的兩旁有個經絡叫做膽經。腦部經常需供給含有新鮮氧氣的血液，身體的各器官亦同。在緊張持續的情況下，出現血液循環滯留的狀態，因此，屯積廢物的功能亦降低，造成各種的障礙。

經常做「提神醒腦按摩法」，可以使這些經絡運行通暢，不但能使頭腦清楚，腦筋轉得快，連記憶力也增強了許多。

而且對經常頭痛、高血壓、低血壓、掉毛症（禿頭）等症狀，有預防及治療的效果。

〔按摩法〕

①左右手相互搓揉三十下，使其產生靜電及溫熱。

②兩手的拇指輕按左右太陽穴十～二十下。

③用雙手的手指頭，從額頭的髮際處開始，到後頸的肌肉，稍稍加些力量來按

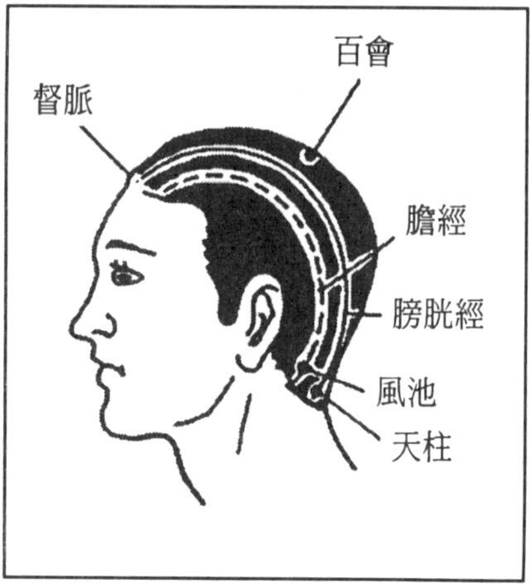

壓。

請重複這個動作來回做三十下。

頭部是指揮全身，下達命令最重要的地方。而且腦部相當纖細，容易疲勞，但佈滿了許多經脈和穴道。

在高度科技的現代，由於過度的競爭及壓力，使得頭腦也變得容易疲倦。正因如此，經常做「提神醒腦按摩法」，能消除腦部疲勞，振作精神再衝刺，維護健康，學生能提高學習能力，社會人則能提高行事效率。

3.耳朵——耳透按摩法

耳朵是機體體表與內臟聯繫的重要部位之一。五臟之中，耳與腎、心的關係最為密切。耳為腎所主，腎開竅於耳。《中藏經》說：「腎者，精神之舍，性命之根，外通於耳。」

就全身而言，耳朵是非常小的部分，卻集中了相當多的穴道（大約一百一十個穴道）。

這些穴道幾乎連結身體各部分，可說是全身的縮圖。

在耳朵前銜接臉頰的地方，有耳門、聽宮、聽會等穴道。在耳朵後面銜接腦門的地方，也有顱息、瘈脈、翳風、安眠等穴道。

經常按壓這些穴道，對於重聽、中耳炎、耳鳴等現象，能預防也能治療。這叫做「耳透按摩法」。

做「耳透按摩法」時，因為食指的指腹剛好刺激到耳朵裏的降壓溝，所以這按摩也有使血壓下降的效果。

〔按摩法〕

①左右手的食指和中指（全部的手指頭也可以），相互搓揉三十下使其微熱。

②兩手的食指和中指夾住左右耳。同時，用手指指腹來揉擦前後耳根，上下按摩三十次。

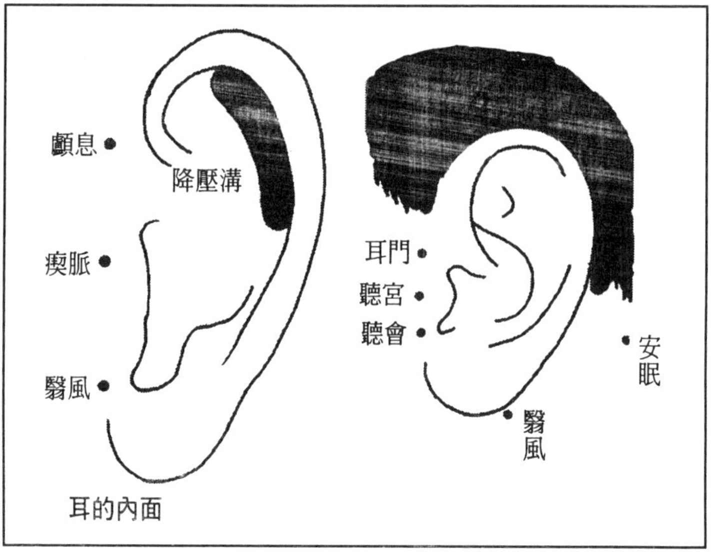

③再將指尖放在後腦，兩手手掌蓋住左右耳的孔，再用食指彈開中指，如此彈三十下，利用這彈力來按摩腦部，這種方法叫做「鳴天鼓」。

事實上，後腦的後頭骨內，集中了十二經絡的陽經，也是小腦的所在地。因此，經常做「鳴天鼓」，不但能使頭腦清楚，還能增加記憶力。

特別是在早上起床時，或是疲倦的時候做，更可發現其效果。

因壓力而引起的耳鳴，平常也可利用「耳透按摩法」，只要有恆心，可以消除耳鳴的。

4.鼻子——通鼻按摩法

人類的鼻子，並不是只用來呼吸空氣而已，還有調節進入體內空氣的乾濕度，防止灰塵及細菌等物的入侵之類的重要功能。當鼻子流通不順時，則無法吸入充分的空氣，而使得腦部呈現慢性缺氧的狀態。其後果會造成身體酸痛、沒有耐性，及缺乏集中力的現象。

鼻梁的兩側，分布了許多穴道。特別是鼻孔旁的「迎香」穴，對鼻塞、過敏性鼻炎，蓄膿症等，非常有效。

做「通鼻按摩法」，馬上就能疏通鼻腔的血路。這樣就能溫暖吸入的空氣，使溫度保持正常，而減少冷空氣刺激鼻腔和肺部的機會，也能避免打噴嚏、感冒和流鼻水。

平時就經常做「通鼻按摩法」，對感冒或過敏性鼻炎均有預防和治療的效果。

鼻塞是由於鼻炎、蓄膿症及副鼻腔炎等的病因而引起的。但亦有的是由於心理因素而引發的。近年來激增的過敏性花粉症等所引發的鼻疾，大部分是受到強張性

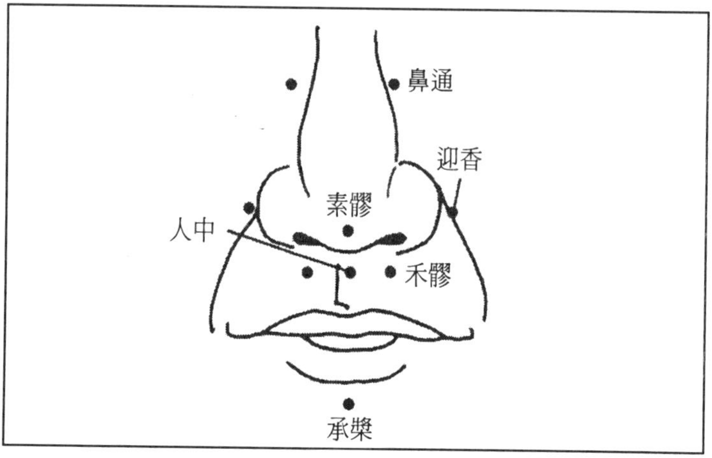

刺激的影響所致。

鼻塞是由於鼻腔內黏膜發炎腫脹，使得鼻腔變得狹窄，因而產生的症狀。所以要暢流血液的循環，使得鼻腔內的黏膜血管收縮，自然可消除以上的症狀。

罹患蓄膿症的病人，鼻子經常都是塞住不通的。因此，常頭昏目眩，注意力不集中。這時更要做「通鼻按摩法」。

這種按摩法對花粉症也能緩和其症狀。

〔按摩法〕

①先將兩手的食指（十個手指也可以）相互搓揉三十下，使其產生微溫感。

②接著用左右手指食指，在鼻梁兩側上下按摩約三十下。

5.口——四種方法

●嘴唇按摩法——嘴唇的上面有人中穴和禾髎穴。下面有承漿穴。

這些穴點對於感冒的預防，牙周病的預防很有效。

〔按摩法〕

①首先搓揉左右手的食指和中指三十下，使其產生微溫感。

②再用一隻手的食指和中指，夾住嘴唇，以上下左右移動的方式，按摩三十下左右。

●唾液腺刺激法——經常做「唾液刺激法」，可以預防並治療惱人的口臭。也能促進腸胃蠕動，對健康很有幫助。

〔方法〕

①第一步驟是像漱口那樣，緊閉嘴唇，鼓脹雙頰，再鬆開。

②上述步驟做幾次後，一定會刺激唾液腺，慢慢地分泌唾液。

③當唾液積滿嘴巴後，再分三～四次，將它吞下。只需這樣做，就會有驚人的

效果。

●牙齦鍛鍊法——經常鍛鍊牙齦，可使下巴和牙齒變得更結實。那麼就不容易患牙周病或蛀牙了。

這種牙齦鍛鍊法，可以預防發生在孩童身上日益增加的同級（Dracula）現象（下巴發育過晚，使牙齒生長的地方不夠，而造成齒列不正），也可預防老年人的牙齒退化。

〔方法〕

①首先緊閉雙唇，上下牙齒相互咬合。如此反覆做三十下左右。做這個運動時，咬合的力量稍微大一點效果會比較好。

②還有，在做這運動時，要注意不要太急忙，以免咬到舌頭。

●牙痛消除法

「牙痛不是病，痛起來要人命。」很多人都有突然牙痛的慘痛經驗，那種令人感到格外激烈、痛苦難耐的滋味，非局外人所能體會的。牙痛的原因，不外乎是由蛀牙的牙齦感染，所導致而起的疼痛。

一般人經常認為：常刷牙就不會有蛀牙。但是根據英國的調查報告指出：刷牙與否，跟蛀牙完全沒有關係，齲齒是由於鈣質缺乏所引起的。

一般患有齲齒的人容易生氣、焦躁不安。在東方的醫學上認為：「牙齒是骨頭的一部分。」所以有蛀牙的人，就比較容易造成骨折

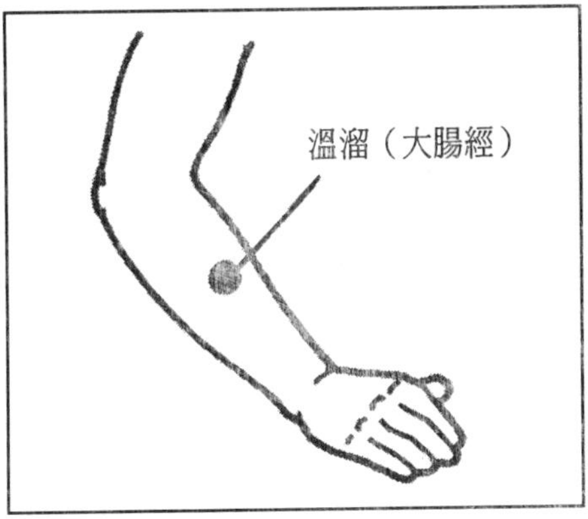

牙齒不好的人，無法完全地咀嚼食物，因此會使得胃腸的負荷過重。所以特別是喜好甜食的人，必須每日攝取足量的鈣質，來強化牙齒。

〔方法〕

①在合谷穴及商陽穴上來施予刺激作用，就可以緩和疼痛。

②除了手上的穴道之外，在手肘下的溫溜穴，對於治療牙痛方面也相當有效。在耳朵的後下方施予按壓，以及捶一捶背脊上的厥陰俞周圍，也有助於疼痛的減輕。

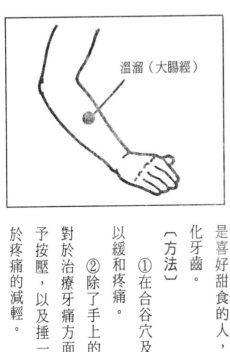

6.臉部——美容健身按摩法

在臉上有陽白、太陽、承泣、四百、地倉、下關、頰車等重要穴道。這些穴道和臉部神經、眼睛、牙齒均很有關係。

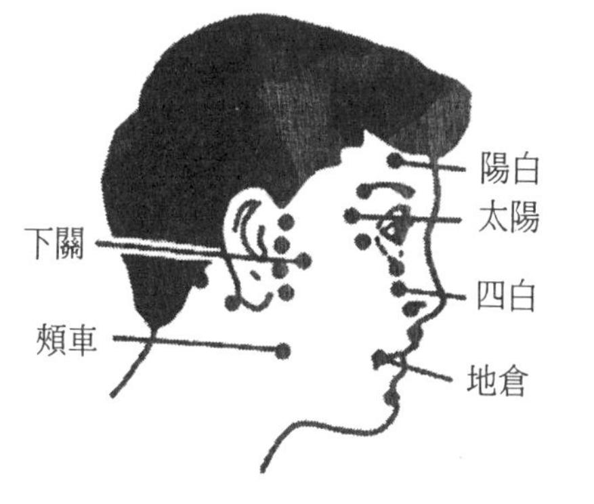

臉部穴道分布圖

因此經常做「美容健身按摩」，可以刺激這些穴道，對經脈的運行和臉部血液的循環也很有幫助。

還有，對於女性最關心的皺紋、老人斑、皮膚粗糙、皮膚老化等現象，有很好的防治效果。

奉勸每位希望美麗健康的女性，每天要持續地做「美容健身按摩」。

〔按摩法〕

①首先兩手用力搓揉三十下，這樣手掌

會感到溫熱。

②再將雙手手掌從臉的上方，向下一直到下巴的地方，做三十次的按摩。

7.手、腕——手腕的二種方法

●防止老化的按摩法——根據中國醫學的經絡學說理論，手的三陽經（大腸經、三焦經、小腸經）是從手運行至頭部，另一方面，手的三陰經（肺經、心包經、心經）是從胸部向手的地方運行。所以，手是三陽經的起點，同時也是三陰經的終點。

經常按摩手部，可以調和手的氣血（氣血是體內的一種能量），也可使手指更敏捷，幫助經脈的循環。

這是為了預防各種疾病和增進健康。當然也能預防手、腕的酸痛或是無力感。

〔按摩法〕

①先合掌並相互搓揉，使其產生微溫感。

②右手手掌貼住左手外側，稍加一些力道，從手背的地方，經過手腕的外側，

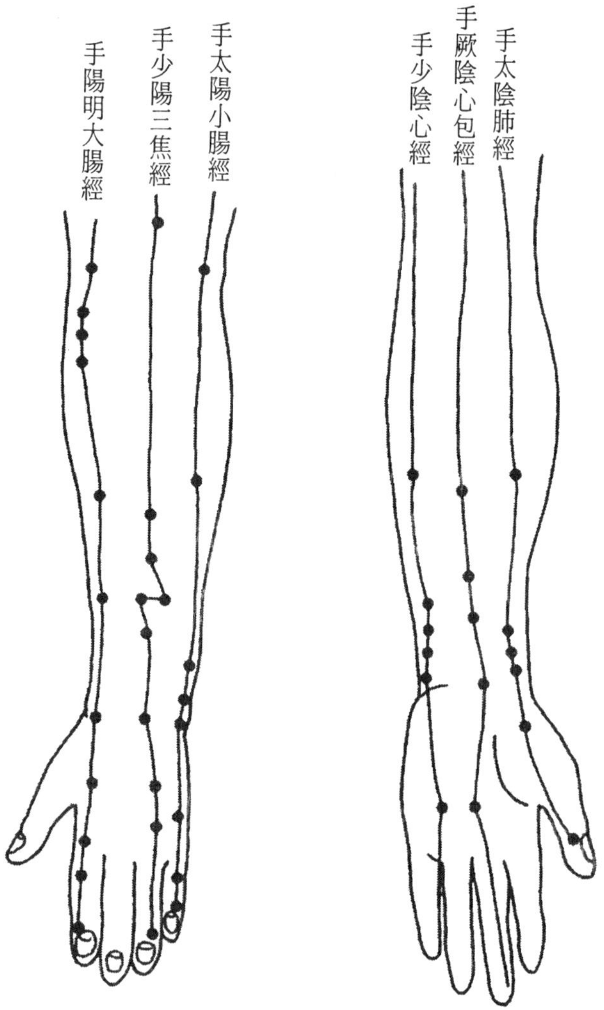
手陽明大腸經
手少陽三焦經
手太陽小腸經
手少陰心經
手厥陰心包經
手太陰肺經

手的三陽經

手的三陰經

再到肩膀，如此按摩約三十次。

③再從相反方向，也就是肩膀的內側（胳肢窩）開始，向手掌的部分按壓，力道也要夠，如此按壓約三十下。

④完成之後，再重複②、③的動作。

●胳臂按摩法——胳臂也是三陽經，三陰經通過的重要關節，經常做胳臂按摩，可活絡胳膊的關節，可調順經絡的運行，並可防止關節的老化和發炎。

〔按摩法〕

①用右手握住左手胳臂，以旋轉的方式按摩約三十次。

②完成之後，再重複①的動作。值得一提的是，手、腕和胳膊按摩法，在按摩處若是有發炎或者是腫痛的現象，請避免用按摩法

8.頸部——提神醒腦按摩法

頸部是氣管、食道、動脈和靜脈通過的地方。並且還有十四正經（經絡）通過，包括「手的陽明大腸經，手的太陽小腸經、腳的陽明胃經、任脈」等。由此可

知，頸部是身體最重要的部分之一。

所以，經常按摩頸部，可調順經絡，並促進血液循環，對於頭痛、肩膀酸痛、高血壓、神經衰弱和歇斯底里等症狀很有效。且能消除因工作或讀書引起的疲勞。

〔按摩法〕

㈠前頸部

①先按摩雙手手掌三十下，使其產生靜電和溫熱。

②再將手掌或手背放到前頸部，稍加力量，往返左右三十次。

㈡後頸部

如剛剛①的方法，將掌心弄熱，這次要放到後頸部，按上述②的方法在後頸部按摩三十次。

經常做頸部按摩，可促進頸部的血液循環，使頭腦清晰，反應快。

此外，這種按摩還可使頸部皮膚光滑，並可預防頸部皺紋及下巴贅肉的產生。

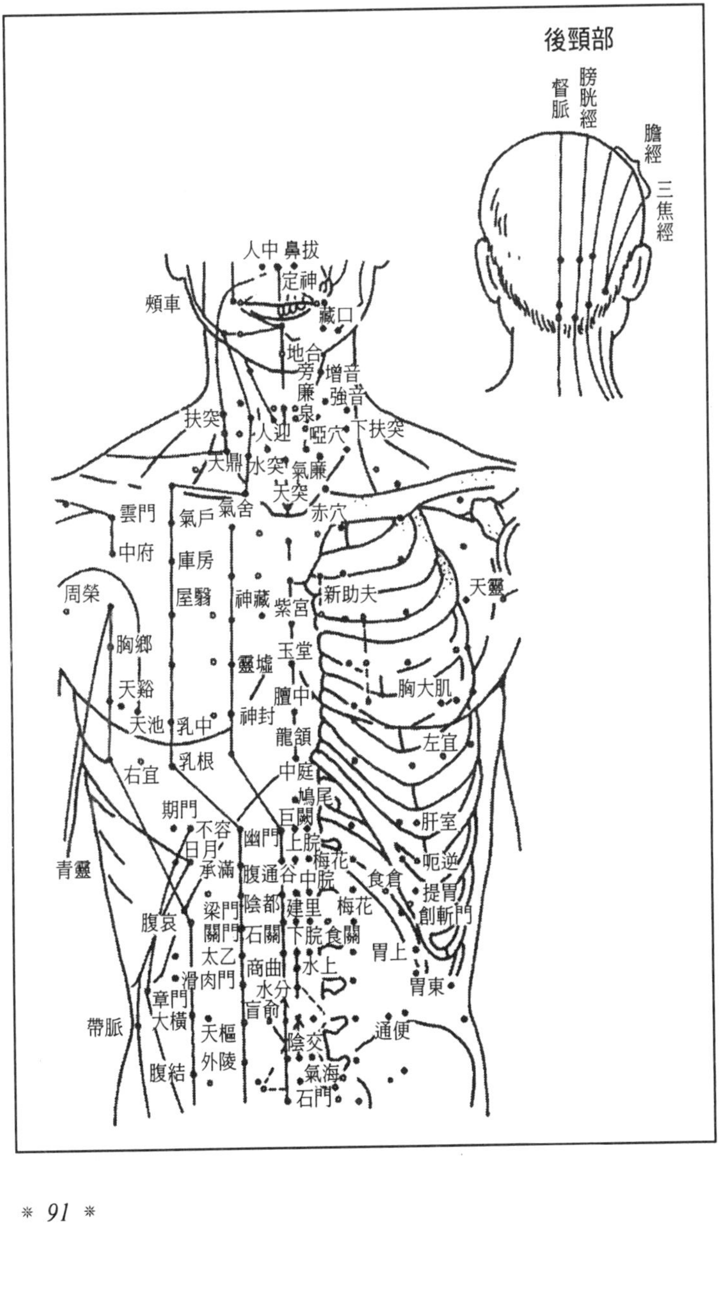
後頸部
督脈
膀胱經
膽經
三焦經
人中
鼻拔
定神
頰車
藏口
地合
旁
廉
泉
增音
強音
扶突
人迎
啞穴
下扶突
天鼎
水突
氣廉
天突
雲門
氣戶
氣舍
赤穴
中府
庫房
周榮
屋翳
神藏
紫宮
新助夫
天靈
胸鄉
靈墟
玉堂
天谿
膻中
胸大肌
天池
乳中
神封
龍頷
左宜
右宜
乳根
中庭
鳩尾
期門
巨闕
肝室
不容
幽門
上脘
日月
梅花
呃逆
青靈
承滿
腹通谷
中脘
食倉
提胃
梁門
陰都
建里
梅花
創斬門
腹哀
關門
石關
下脘
食關
太乙
胃上
滑肉門
商曲
水上
章門
水分
胃束
帶脈
大橫
肓俞
天樞
通便
陰交
外陵
腹結
氣海
石門

9.胸部——強身按摩法

胸部有呼吸器官和心臟。也是「任脈、腳的少陰腎經、腳的陽明胃經」等經絡通過的地方。

經常做「胸部強身按摩」也就是經常刺激分布於胸部的穴道，包括「天池、神封、膻中、期門、日月」等。這樣便可提高呼吸器官的機能。

〔按摩法〕

①先相互摩擦左右手手掌三十下。

②兩手的掌心放在胸口上方，稍加力量向下按摩至腰下，大約三十次。

這種「胸部強身按摩法」，不但能刺激位於胸部的經絡和穴道，也能刺激位於腹部的經絡和穴道。所以，必須從胸部按摩至腰下部分。

經常做「胸部強身按摩」，不但可以提高呼吸器官和心臟機能，對腹部的內臟機能（胃、肝、膽、胰、腸、膀胱）也很有幫助。

另外，壓力所引起的過食、偏食或成人病等，也有預防和治療的效果。

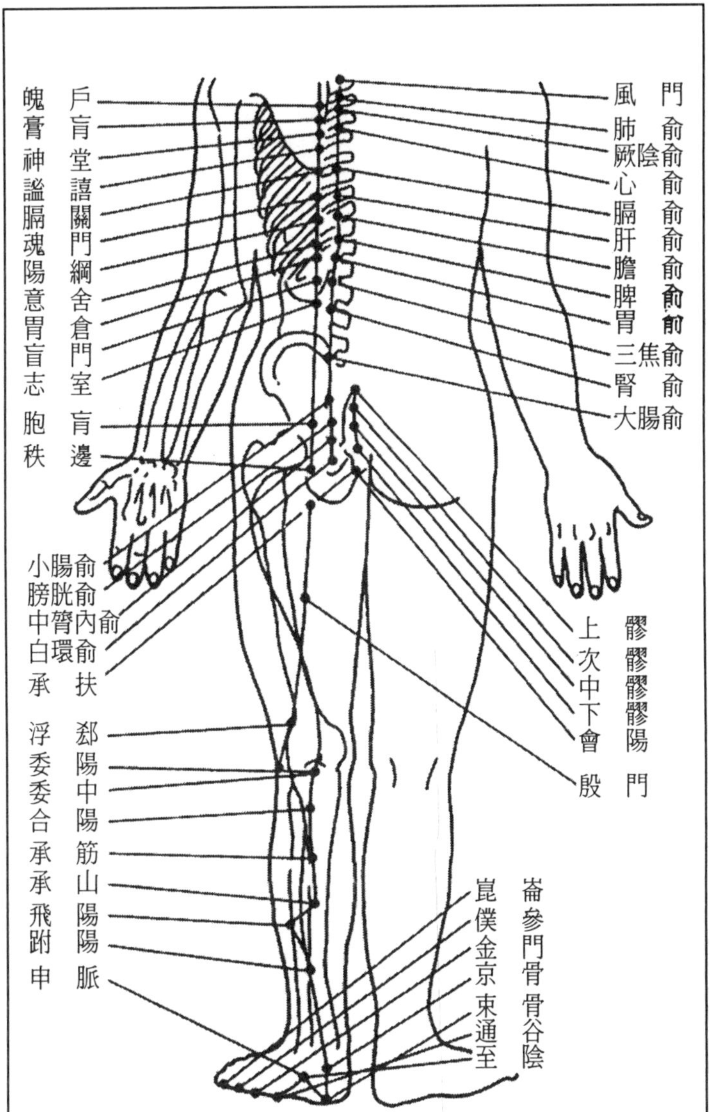
魄戶
膏肓
神堂
譩譆
膈關
魂門
陽綱
意舍
胃倉
盲門
志室
胞肓
秩邊
風門
肺俞
厥陰俞
心俞
膈俞
肝俞
膽俞
脾俞
胃俞
三焦俞
腎俞
大腸俞
小腸俞
膀胱俞
中膂內俞
白環俞
承扶
浮郄
委陽
委中
合陽
承筋
承山
飛陽
跗陽
申脈
上髎
次髎
中髎
下髎
會陽
殷門
崑崙
僕參
金門
京骨
束骨
通谷
至陰

10.腰部——強精健身按摩法

腰部也有很多重要的穴道。包括督脈的「懸樞、命門、陽關」和膀胱經的「脾俞、胃俞、三焦俞、腎俞、氣海俞、大腸俞」等。

腎臟也在腰部，而且腎臟被中國醫學認為是最重要的器官。為什麼呢？腰部是好暖而惡寒的。我們的腰要是受了寒，就會生病。

例如，女性常會有腰痛、婦女病、不孕症，男性則會有精力衰退、早洩、不能勃起等，這些原因可能都是腰部受寒而引起的。

經常做「強精健身按摩」，能強化腎臟機能，防治腰痛及腎臟功能老化。

〔按摩法〕

①左右手掌相互摩擦三十下。

②用力按壓腰部，開始向下按摩約三十下，一直到臀部為止。

這是自己用手來做按摩的方法，在辦公室裏，也可用椅背來輔助按摩，一樣有效。但不要忘了反覆多做幾次。

11.腿、膝——長壽按摩法

腿是支撐頭和身體重要的支柱，包括了股關節、膝關節和踝關節。而且分布了腳的三陽經和三陰經。

在膝蓋外側的正下方，有個足三里的強壯穴（保持身體健壯的穴道），以前的人要出遠門之前，一定要先針灸這個穴道，它能強健腿的肌肉，提高腳程。足三里有「遠行三公里」的意思。

針灸足三里促進胃腸機能，預防中風和其他疾病。而且還能促進新陳代謝、防止老化，具有長壽的效果。

這就是為什麼足三里叫做「長壽穴」的原因了。

〔按摩法〕

①雙手手掌互相摩擦三十下。

②左右手各自放在左右大腿上，稍加些力量，以按壓的方式按摩至腳踝，如此反覆三十下。

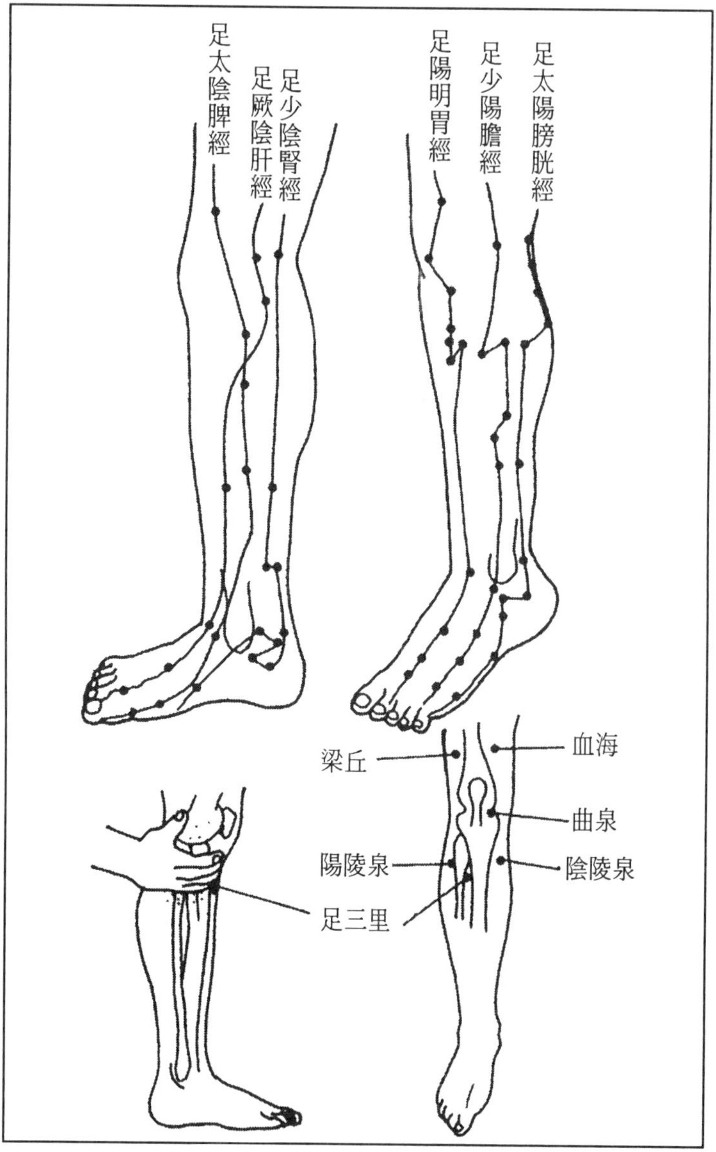

足太陰脾經
足厥陰肝經
足少陰腎經
足陽明胃經
足少陽膽經
足太陽膀胱經
梁丘
血海
曲泉
陽陵泉
陰陵泉
足三里

③如果不一口氣從大腿按摩至腳踝，也可將大腿和小腿分開按摩，效果一樣的。按摩膝部可以刺激膝蓋周圍的重要穴道，包括膽經的陽陵泉、胃經的梁丘、脾經的血海、陰陵泉、肝經的曲泉。這樣能使促進經絡運行並幫助膝部的血液循環。能預防膝蓋腫痛及關節炎。

〔按摩法〕

①互擦雙手手掌，使其溫熱。

②用溫熱的掌心直接覆蓋住膝部，手指頭稍加些力量，繞著膝蓋按摩。

經常按摩膝部，對於膝痛、輕微風濕、痛風有良好的治療效果。因為能防止膝關節的老化，為了常保健康長壽，請務必實行。

12.腳底——強化按摩法

腳底有許多重要的穴道。這些穴道不但和全身所有的內臟有關聯，彼此也互相影響，和全身的健康狀態有深切的關係。

腳底集中了很多血管，扮演了血壓和血液循環重要角色，所以，腳底也叫做

「第二個心臟」。

做為人體地基的腳底，和身體各部、神經或淋巴腺等都有密切的接連。而腳底的刺激也可傳達給神經、淋巴腺及身體的各部。

經常按摩腳底，可疏活腿部的肌肉，調和氣血，使血液循環良好。也對於失眠、寒症、高血壓、低血壓有治療的效果。

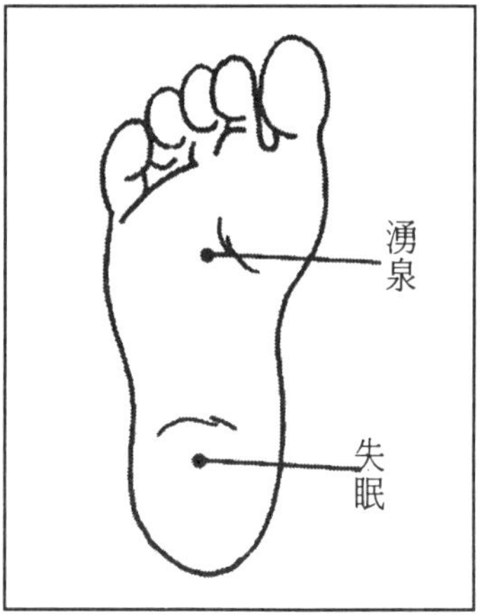

腳底接觸不到地面的地方（腳底向內凹窪的地方），有個湧泉穴，是腿的少陰腎經起點的地方（少陰腎經是和體內能源有密切關係的經絡）。

就「湧泉」字面上的意義，是「能源如泉湧一般」。事實上，經常擦揉這個穴道，能使精神振作，有元氣、有精神，做起事來精神奕奕。

很久以前，便認為踏青竹有益健康，其道理即是如此。

〔按摩法〕

①先摩擦兩手手掌三十次。

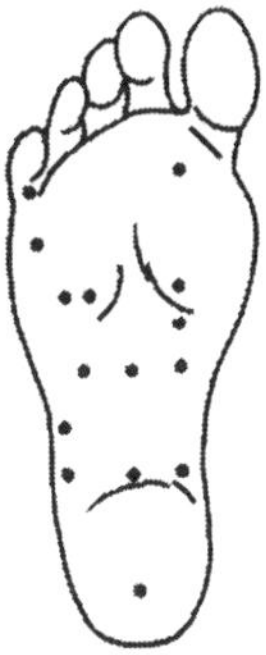

腳底的穴道針灸處

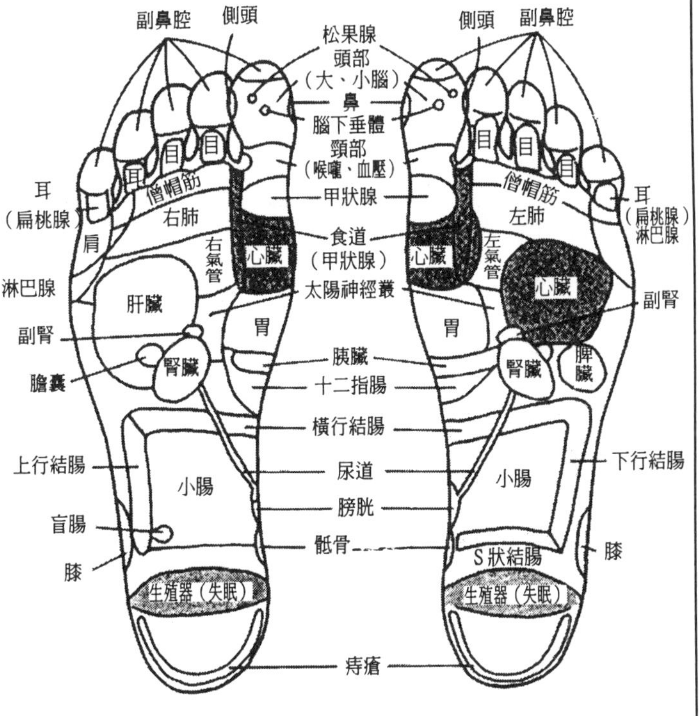
副鼻腔
側頭
松果腺
頭部
（大、小腦）
鼻
腦下垂體
頸部
（喉嚨、血壓）
甲狀腺
食道
（甲狀腺）
太陽神經叢
胃
胰臟
十二指腸
橫行結腸
尿道
膀胱
骶骨
痔瘡
目
耳
僧帽筋
右肺
左肺
右氣管
左氣管
心臟
耳
（扁桃腺）
肩
淋巴腺
肝臟
副腎
膽囊
腎臟
脾臟
上行結腸
下行結腸
小腸
盲腸
膝
S狀結腸
生殖器（失眠）

②用手掌按壓腳底各個地方，大約三十下。如果不好按的地方，也可以用拳頭來按壓。

十二秘訣須注意的事項

①要一口氣做完「健康長壽的十二大秘訣」時，只要剛開始摩擦手掌三十次，使其溫熱就可以，不用每次都重新摩擦三十次。

②各項按摩法只須三十次即可，如果有疾在身，將有關部位增加為一百次即可。

③按摩時，著輕便服裝或赤膊。

④重要的是，要避免碰觸到發炎的部分。

⑤施力的程度，「不要太輕，也不要太用力，以舒服為原則」，按自己的敏感度斟酌力量的大小。

以上介紹的「健康長壽十二秘訣」，希望健康長壽的人，即使每天只有做五～十分鐘，還是要天天做。最大的訣竅還是要有恆心地每天持續做。

第三章

利用垂手可得的「健康器具」

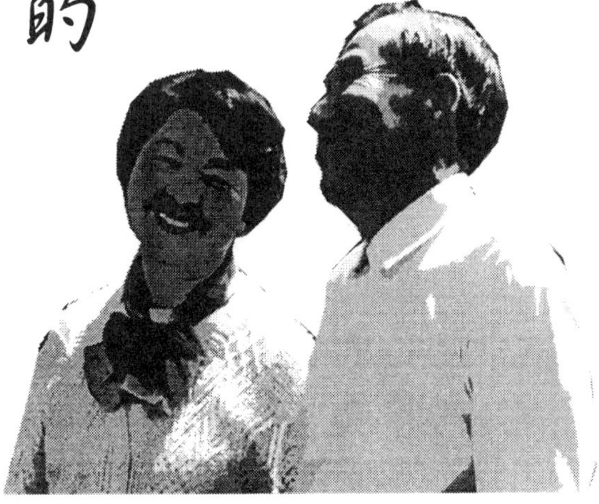

善用身邊的東西當做「健康器具」

最近各式各樣的健康器具攻佔市場。價格都不怎麼便宜。然而，大肆購買這些健康器具的買主，在買的當時，根本不知道什麼時候用得到，不知道如何使用。一不留意就堆滿了屋裏每個角落，佔滿了整個壁櫥。

生活條件再怎麼富裕，物質環境再怎麼優渥，這樣不是很浪費嗎？

怎樣使用一個簡單、方便且對健康有幫助的工具。這些工具是在家裏都可輕易取得，沒有危險性和副作用，現在就將這些健康工具的作法說明如下：

用牙籤代替灸針

針灸雖然對改善症狀和治病很有效，但一般人卻不會用。

所以，我們可以用牙籤來代替灸針，刺激特定的穴道，還是會有效果的。

①如果要使用牙籤來代替針，要稍微削去牙籤尖銳的部分，讓它有一些弧度。

以直角觸壓特定的穴道，有節奏地刺激十～十五次。但在此時，千萬要小心不要弄傷皮膚。

除了牙籤，還可利用髮夾或是沒有墨水的鋼筆。

這種方法最適合像耳朵這種小地方，卻集中了許多穴道的穴位。如果手腳也要用牙籤，要在尖端附上一些較圓的東西。

②如果要用五～十根牙籤束來代替皮膚針（梅花針、七星針）時，要先將牙籤用橡皮圈圈好。這時不要讓牙籤凹凸不平，使它們的尖端一致。而且要將尖銳的地方削去。

將這些牙籤束輕輕地碰觸穴點，用手腕來控制力量。

要注意的是牙籤尖端要垂直地壓穴點。

牙籤要靈活一觸一離有節奏的按壓穴點，往返多壓幾次一直到皮膚稍微變紅為止。但還是要注意別弄傷了皮膚，斟酌力量的大小。

牙籤療法（皮膚針療法），可以利用來防治各種疾病。例如，頭痛、高血壓、氣喘、胃腸疾病等。牙籤療法特別適合於老年人、體質弱的人或幼兒。只是在按壓的時候要輕一點比較好。

高爾夫球健康法

我們在肌肉酸痛的時候，會用拇指指腹來搓揉按壓各個酸痛的部位。這就是最常見的指壓。但這種方法卻容易事倍功半，拇指再怎麼用力，總覺得力道不夠。

利用高爾夫球來按摩，就可以改善這個缺點。

首先將高爾夫球直接在酸痛的部位（穴道點）按壓看看。

用高爾夫球大力地按壓穴道，會有一種刺激感。

這種刺激感和真的用針去刺穴道一樣，有種無法形容的感覺。像是撐住，像是脹痛，像是麻麻的，又像是虛脫無力，但又和這些感覺並不相同，那種說不上來的感覺我們稱做穴道的刺激感。

如果用硬高爾夫球，由於壓力較大，也較有效果。

若把高爾夫球放在牆壁或棉被上，用自己背部酸痛的部分來推高爾夫球，也很有效果。依自己的感受力來調整用力的大小。

頭部和後頸連結的血管如果太僵硬，血路循環不好，容易引起頭痛和感冒。

這種情形下，使用高爾夫球輕按這裏，可消除疲勞和疼痛，也可改善症狀。

使用高爾夫球的好處是不用假他人之力，自己就可以刺激穴道。而且這種方法何時何地可以用，就算是在旅行途中也可以使用。

①頭頂刺激法

頸部、肩膀、背部的痠痛，或是腰痛、頭痛，可以用高爾夫球輕按頭頂中央的百會穴。

而且可以促進健康並預防疾病。

②腳底刺激法

將高爾夫球貼著腳底，加上自己的體重，多次地來回刺激腳底的穴道，可預防疾病。

這是因為腳底有很多重要的穴道。因為如此，經常刺激腳底便可以促進健康。

這剛好跟踏青竹的原理是相同的，但是用高爾夫球比較能確實按摩到穴點，以穴道健康法來說，是更有效果的。

③手掌刺激法

手掌有許多能強化內臟功能的穴道，大家都知道按摩這些穴道常用的是核桃，但是用高爾夫球也很有效果。用手握住高爾夫球滾動，便能刺激這些穴道。

利用小石頭的健康刺激法

在自家的玄關放一箱小石頭，出入的時候，腳踩到箱子上，踏小石頭一～二分鐘。這樣刺激穴道，對健康很有幫助。

台灣在社區公園普遍舖上各式各樣小石頭的人工步道，以赤腳的方式走在步道上，可以促進健康。另外，市面上也有家庭化的「健康步道」，那是塑膠製的，也有木製滾筒狀的健康踏板。

利用米粒的穴道刺激法

身體某個部份如果會酸痛，只要用手指指壓按摩便可刺激這些部位。

但是過一陣子，同樣的部位可能還是會酸痛。因此，如果要解決這樣的問題，便要長時間地刺激酸痛部位的穴道。

如果能用家裏的米粒和仁丹，用白膠布將酸痛的部位貼起來，就可以長時間地刺激酸痛部位的穴道。

〔準備的東西〕

①米粒（切成一半）數個、仁丹數個。

②白膠布。

〔使用方法〕

將分成一半的米粒用白膠布貼在酸痛部位的穴點。

一天換一次，一直貼到酸痛消失為止。

適用於想減肥的人、想戒菸的人，對腰痛、頭痛、胃炎、氣喘等症狀也有效。特別適合於耳朵穴道療法的使用。

最近出現了和這種方法相同原理的針灸絆附（有四角形或圓形絆創膏），專門的針灸師們廣泛地使用著。

在洗澡或戲水的時候，不用將針灸絆撕下，三～四天換貼一次就可以了。

吸膿療法

在運動場上，有些選手們背部會有圓印，那是吸膿療法的痕跡。如果在疼痛的時候，卻無法休息，就可以用這種方法來減低肌肉疼痛。

此法是利用吸膿器貼住皮膚，吸壓皮膚和皮下組織，刺激這部份的神經。並引起充血，使血路循環良好，也具刺激穴道的效果。

〔準備物〕

①準備一到數個寬口玻璃瓶。不可用塑膠製品和紙製品。並須以患部的大小來選擇瓶口的大小。建議用寬口的酸酪乳瓶。這不但是廢物利用，對環保和節省資源很有幫助。

②一些脫脂綿。

③火柴棒。

〔使用方法〕

①將一些乾的脫脂綿，塞進已準備好的廣口瓶。

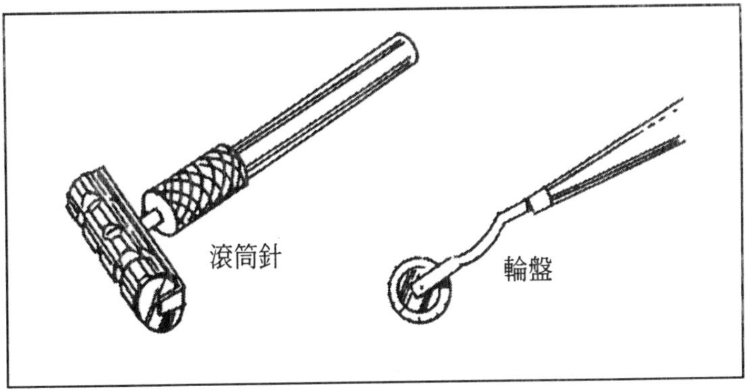

②再用火燃燒脫脂綿約二分鐘，迅速將廣口瓶直接蓋住酸痛的部位。點過火的火柴棒，請不要丟進瓶裏頭。

③燒完馬上用瓶子蓋住皮膚。

④要拿下瓶子時，只要用手指輕壓吸住瓶口邊的皮膚，讓空氣進入，便很容易拿下了。

這種方法對感冒初期、頭痛、肩膀酸痛、腰痛、肌肉痛等，都很有用。這種吸膿療法是日常的家庭療法，因而被廣泛地使用。

輪盤穴道刺激法

縫紉時用來劃虛線的「輪盤」，現今也普遍用來做健康治療，被稱為輪盤治療法，而且也頗具效果。

輪盤治療和針灸師使用的滾筒針（車針），其原理是一樣的。二種都是刺激穴道和經絡，幫助血液循環的健康治療法。經過這種輪盤或滾筒針的移動，能按摩全身，刺激皮膚和血管，促進血液循環和細胞的新陳代謝，能恢復運動神經的機能。

〔準備物品〕

輪盤一個。

請使用一般市場上販賣的輪盤。輪盤齒車的尖端有二種。一種是圓形，一種是三角椎形。剛開始請先用圓尖頭的。因為這種圓頭的刺激較和緩。

〔使用方法〕

在特定的穴道或經絡，或是酸痛的部位，用輪盤朝一定的方向多刺幾下皮膚表面，反覆幾次一直到皮膚微紅。

這種方法適用於幼兒氣喘、過敏性鼻炎、皮膚炎等慢性病。

善用「針灸」的方法

「針灸」的治療，自古以來便以針治療和民間療法為一般家庭所使用。

針灸的熱刺激，能燃燒皮膚的組織，分解死亡組織的極小部分，為血管所吸收。這種熱刺激能使血液循環良好，使血液內產生免疫物質。

針灸法有那些種類

針灸療法有很多方法，在此為各位介絡兩種方法：

第一，米粒或半米粒大的艾草，直接放在皮膚上，點火一直燃燒到最後，這種方法叫做「有痕灸」。

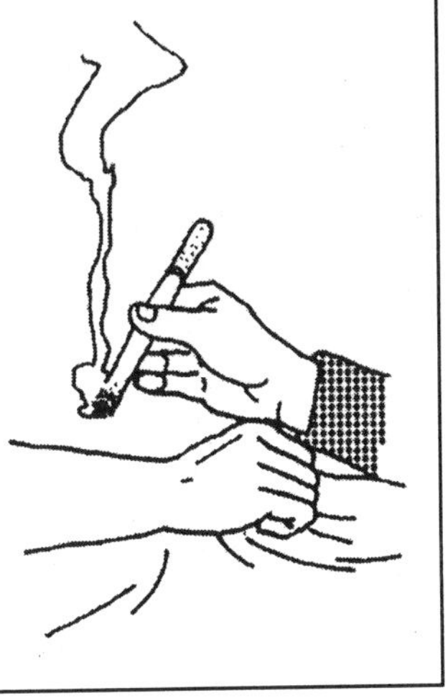

溫灸療法

還有一種方法是「無痕灸」。

溫灸療法雖然可用市面上販賣的「溫灸條」，但也可利用祭拜用香，香菸或乾燥劑。

〔準備用具〕

質好的艾草（淡黃色，非常柔細，而且製造年份久一點的）。幾柱香。火柴

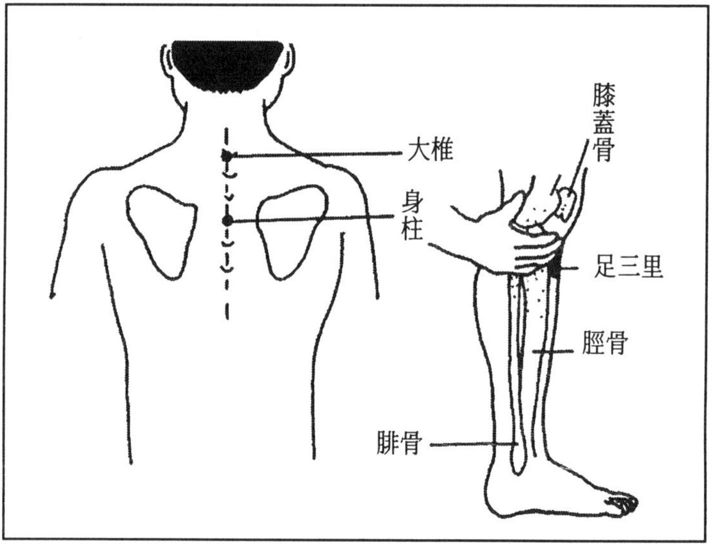

棒。

〔方法〕

●有痕灸——先輕捻艾草成米粒或米粒大的如金字塔狀，將艾草底面輕放於穴點上。

再用點著的香來點艾草，使其燃燒。

大人在同樣的穴道點四～五次，小孩則一～三次。

原則上針灸療法是每天一次，但持續六天之後，休息一天。四週之後再休息一個禮拜，如此反覆一直到痊癒為止。

但是在空腹時，吃飯後三十分鐘

內，入浴前後一小時內，不可使用此一療法。

●無痕灸——利用市面賣的溫灸條、香、香菸、乾燥劑等來靠近穴點，一有灼熱感時，趕快拿開，等到恢復之後再拿近穴點，如此反覆做幾次。最好是做到穴點附近變紅、變熱。

這種無痕灸法不只能治療疾病，也能預防疾病。例如，

①針灸剛生下不到一百天的嬰兒身柱穴，能預防及治療幼兒的疾病。

②年過三十的人，主要是針灸足三里穴。經常針灸此處，可防止老化、預防疾病，還能健康長壽。

簡易健康體操

①鶴　拳

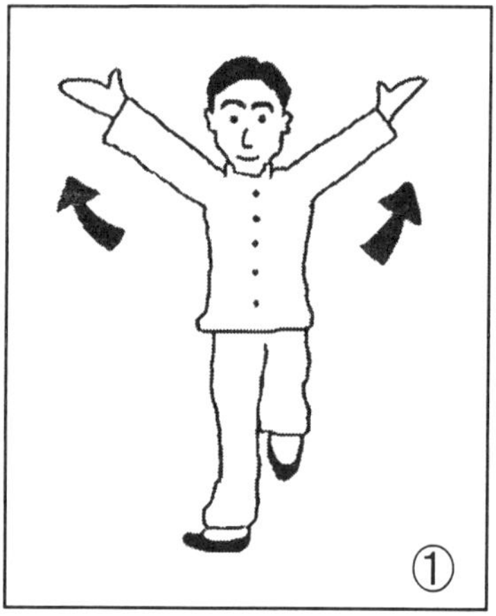

〔方法〕

①手臂張開，手掌朝向太陽作深呼吸。

②這時，單腳舉起並保持平衡，只做一次深呼吸。

＊深呼吸是將氣吸入腹部，吸滿之後再將氣吐出（氣功式的深呼吸）。

〔效用〕

①由於體內吸入了早上的新鮮空氣，使體內有一股新生的氣息。

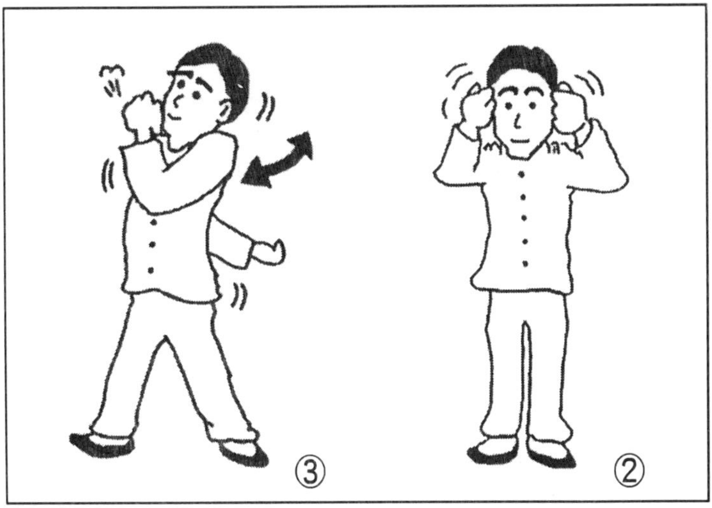

②能平衡身體，預防精神恍惚並減輕壓力。

②耳朵按摩體操

〔方法〕

摩擦耳朵無數次。

〔效用〕

耳朵是穴道的寶庫。健康的人，耳朵是柔的，請仔細搓揉耳朵。能刺激體內各部分的穴道，活化體內機能。

③捶肩、腰

〔方法〕

一面扭轉身體，一面手捶一捶肩膀

和腰部。

〔效用〕

①捶腰部和肩膀，可直接刺激穴道。並能消除腰酸背痛。

②藉因扭轉身體的運動，也能矯正身體歪斜的毛病。

④扭頭體操

〔方法〕

雙手向後相互抓牢，並向上方移動，此時的頸部要儘量離開背部（胸部向前傾的樣子）。

〔效用〕

①頭部的前後運動，能消除肩膀酸痛。

②胸部前傾強健呼吸器官，特別對調息有效。

③刺激背部中央的穴道，可消除腰部疼痛。

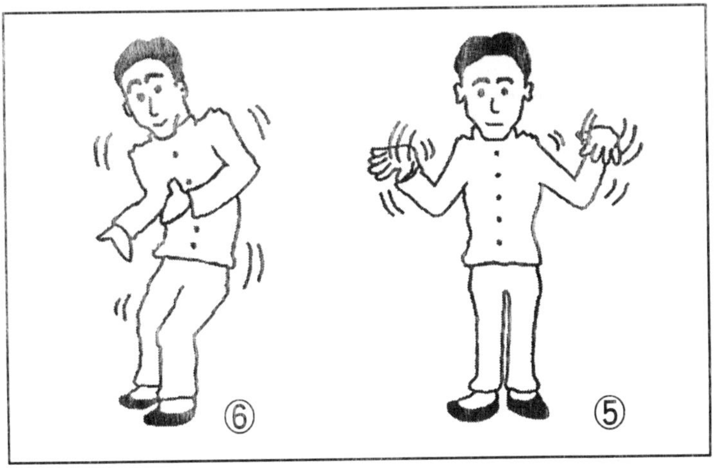

⑤甩手體操

〔方法〕

扭動手腕的關節處，就好像血液往指尖的地方流，大力地甩手指頭。

〔效用〕

手指也是很多穴道集中的地方。指尖的氣血循環良好，內臟（特別是心臟）的機能也會良好。

⑥模倣烏龜的體操

〔方法〕

①左手輕輕抓住右手肘，曲右手腕向指尖的地方甩動。

②之後再往相反的方向甩動。

③左手手腕也是同樣向指尖甩動。這時腰部也要左右扭動。

〔效用〕

①手腕聯結了五十個肩膀的脈絡，經常甩動手腕可以消除肩膀酸痛。

②伸展手腕的筋脈，可使手腕活動靈巧。

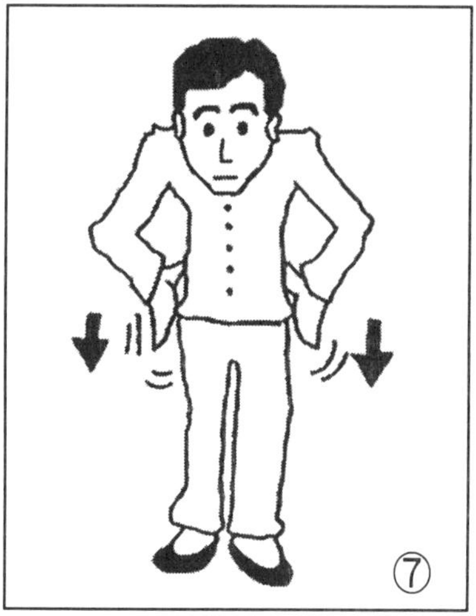

⑦腰部按摩法

〔方法〕

雙手叉腰，由上往下用力按壓。

〔效用〕

可刺激腰部的穴道，消除屯積體內的疲勞。

⑧拉跟腱運動

〔方法〕

①左腳向前彎屈，右腳向後用力拉直，雙腳輪流做。

②試試瑜伽的劈腿姿勢。兩腳不用勉強張開，只要呈八字形即可，當覺得疼痛時就停止。

〔效用〕

跟腱如果縮短，就會引起尿的出量變得細小，且不易排出；跟腱變僵硬時，會有性方面焦躁的情形。拉跟腱運動可消除以上症狀。

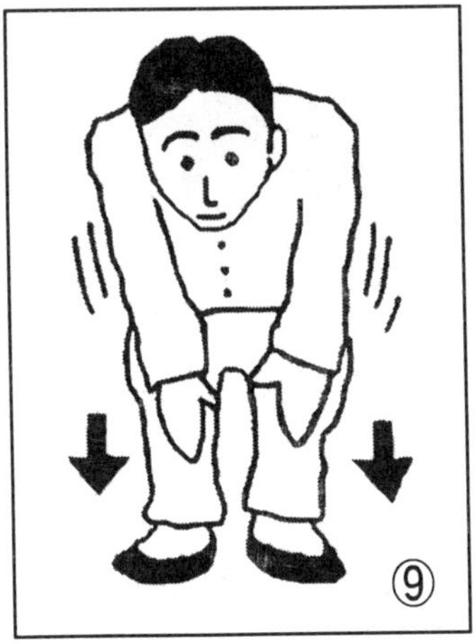

⑨小腿按摩法

〔方法〕

手肘向腳踝的地方，像要環抱住似地按摩。

〔效用〕

膝蓋附近有個能源所在的足三里穴道，只要刺激此一穴道，可使全身充滿精神與活力。

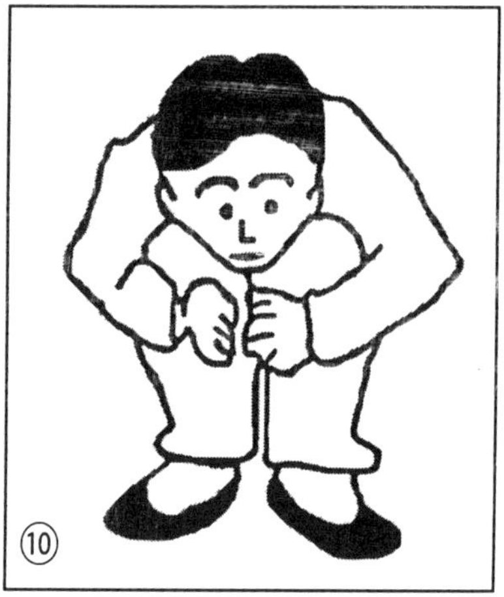

⑩仿效胎兒的運動

〔方法〕

兩手抱膝，曲成胎兒狀。此時注意讓自己的心情沈靜。

〔效用〕

這是人類最有安全感的姿勢。調勻呼吸、保持平靜的心情，能消除心裏的壓力。

⑪蹲馬步

〔方法〕

①腳張開比肩膀略寬，腳尖平行，成蹲的姿勢。這時要保持上半身不要向前

傾，背要打直。

②兩手張開，保持身體重心，兩腳交互彎曲約二十分鐘。

〔效用〕

強化下半身，提高腳部性感。

⑫氣功式深呼吸

〔方法〕

①一邊想像著樹木發芽生長的景像，一邊合掌向上伸展。要注意用腹部吸氣，並收縮腹部。

②等到伸展完全的時候，再放鬆腹部吐氣。

〔效用〕

能維持體能，控制飲食，也是長壽的呼吸法。

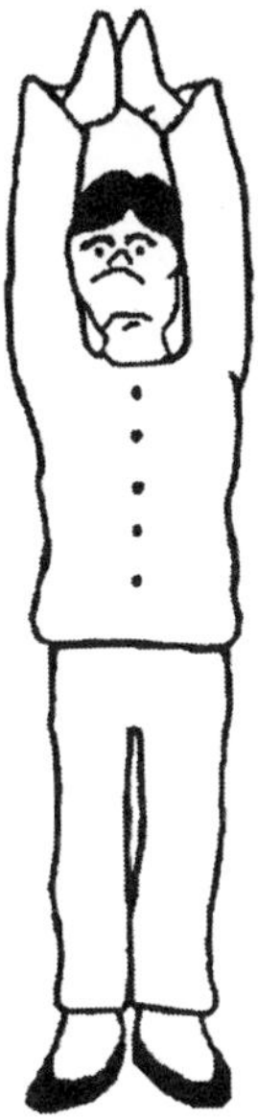

⑫

第四章

用穴道療法治療棘手症狀

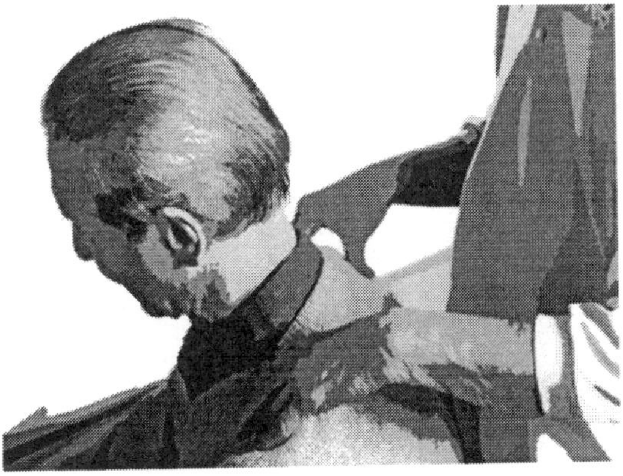

用穴道療法和運動消除長年的肩膀酸痛

肩膀酸痛是現代人最常見的疾病。在雙腳步行的同時，就可能會有肩膀酸痛的情形產生。那是因為人們的肩膀支撐著頭部，單靠兩雙腳直立行走，結構上便很容易引起肩部酸痛。再加上連結兩個手腕，對於肩膀和頸部都是一種負擔。

根據醫學報告，青年期以後的人，血液循環不好，新陳代謝不良，肩部也覺得很重，提不起來。也就是肩部容易呈現疲勞狀態。

一般來說，胃下垂和溜肩的人較容易肩膀酸痛。除了姿勢不良和運動不足外，還有因壓力、高血壓、貧血、糖尿病、更年期、視神經不良、荷爾蒙內分泌失調、鼻子不好等而引起的。

因此，即使身體沒有什麼大病，卻因頭痛，身體懶散全身無力、眼睛疲勞、沒有食慾、成天睡懶覺不醒、常打哈欠等症狀，若再有肩膀酸痛的情形，那大概就是長期疲勞的徵兆了。

所以，現代人肩膀酸痛的大半原因，是因為壓力、運動不足、長期姿勢不良，終於造成脊椎的鬆弛，而導致的。

肩膀酸痛的穴道療法

如前所述，自古以來便認為「耳朵是全身經絡的縮圖」。在耳朵的眾多穴道中，也有對肩膀酸痛很有效果的穴道。

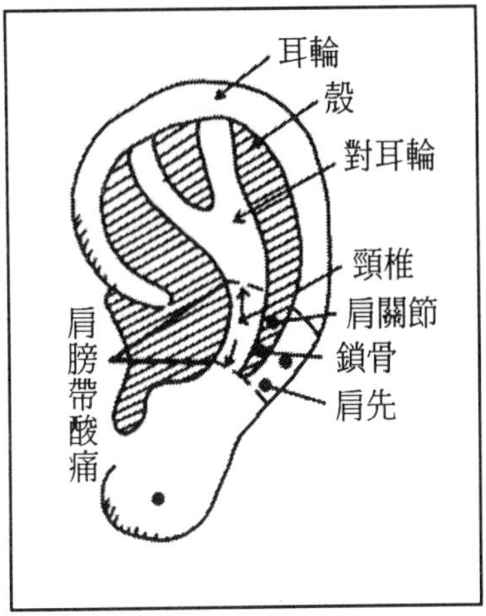

肩膀酸痛的人，在耳朵的「肩部酸痛穴」一定會有反應，按壓這個穴道會有疼痛的感覺。刺激這個穴道，便可消除肩膀酸痛。

現在讓我們找找看這個穴道。從耳垂向上沿著耳殼的中央地帶有個「肩膀酸痛帶」。用手指或牙籤加以施壓會有個最痛的地方，那就是對付肩膀酸痛的穴道所在。

找到這個穴道後，用手指按摩這個地

方，用一支牙籤刺激數次。但小心不要弄破皮而流血。如果能再貼上仁丹或是米粒（切成一半）持續地刺激二十四小時，會更有效果。

消除肩膀酸痛的運動

平常就應該注意運動。特別是處在便利發達的社會，由於太過便利，而使我們很少勞動到身體。結果，使得血液循環不好，造成淤血，也引起肩膀酸痛。因此，活動身體對肩酸、頸部酸痛的預防和治療很有效果。做這運動時，請將背部完全拉直。

①頸部運動

1. 頸部前後擺動的運動：這是將頸部前後交替地擺動。

2. 頸部左右擺動：頸部往左右交互擺動。

3. 繞頸運動：頸部以圓圈式地環繞。依順時針及逆時針方向交替環繞。要訣是慢慢地將頸部的筋拉開。

②肩膀上下聳動的運動

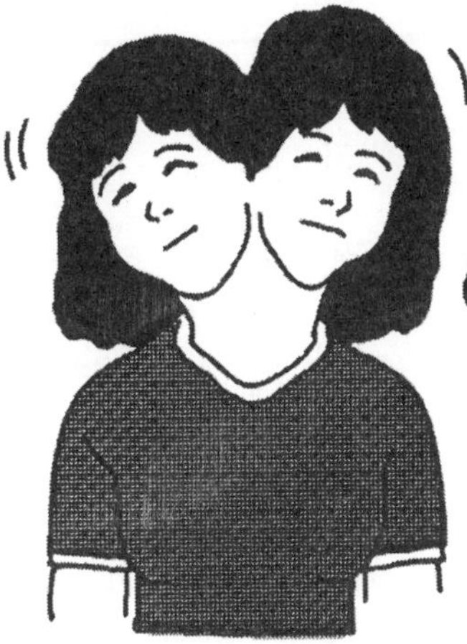

頸部左右擺動

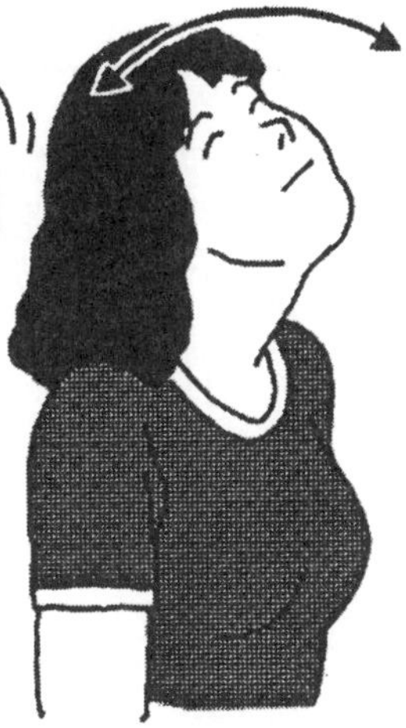

前後擺動頸部的運動

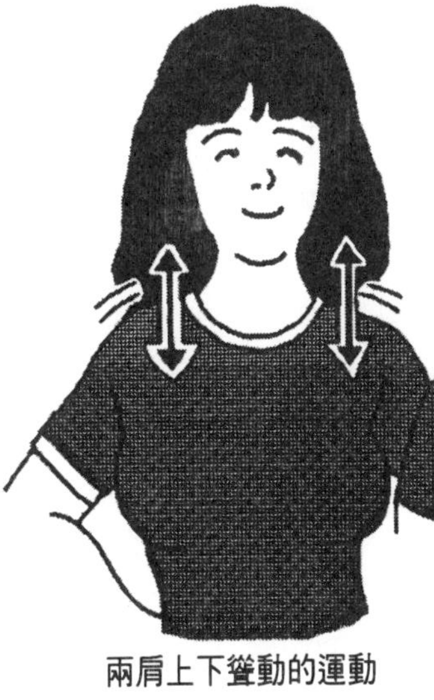

兩肩上下聳動的運動

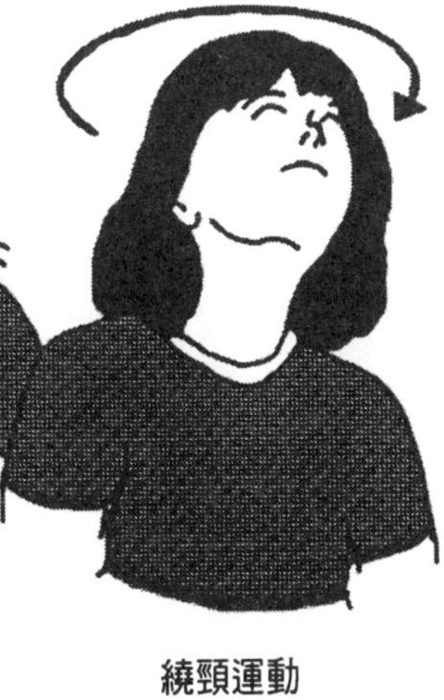

繞頸運動

1.將雙肩儘可能向上。然後停止三～四秒，再放鬆不用力，讓肩膀自然下垂。

2.將兩手放在腦後交叉，然後就交叉的手勢慢慢向上伸展。伸展時要先摒住呼吸，將全部力量集中在手臂上，等到快憋不住氣時，才慢慢一邊吐氣，一邊回復原來的姿勢。如此反覆練習。

③背部肌肉伸展運動

雙手上舉，如此一來，背部的肌肉也會跟著伸展開來。這和打哈欠是相同的姿勢。

以上的運動，每天早上、下午、晚上各一次。每一次三～五分鐘。

④利用棍棒來做運動

棒球選手在進行打擊區前，會用球棒橫在背後，雙肘掛住球棒，扭轉身體，我們也可以用身邊的球棒、木棍、掃帚、竹子等來做相同姿勢的運動。但是，不是要扭轉身體，而是雙肘向前伸，闊張胸部，靜止約六秒鐘再放鬆。

此外，為了預防肩膀酸痛，平時便注意飲食的均衡，是相當重要的。還要注意養成規律正常的生活，經常適當地運動。

消除棘手的腰痛

腰痛被認為是「現代人命中註定的病情」。這是因為我們是用雙腿支撐身體，大部分的體重都落在腰部。其症狀為，只要一蹲下去拿重物，就會感到腰痛。

造成腰痛的原因，不外乎——

①長時間以相同的姿勢坐著，或是長期站著工作而導致腰部負擔過重，肌肉疲勞。

②因壓力而引起。

③因其他內臟疾病而引起。

④運動傷害而引起。

⑤運動量不足，缺乏鈣質，姿勢不良所引起。

然而，腰痛的種類有很多。主要有——

①椎間盤突出等椎間盤障礙引起的腰痛。可見一再地閃腰的人很多。

②變形性脊椎症，變形性椎間關節症等老化而引起的腰痛。

③筋膜症引起的腰痛。

④腰部肌肉疲勞引起的腰痛。

⑤腎膿瘍、腎結石等腎機能不良，或是子宮潰瘍、輸卵管炎、子宮外孕等婦產科病患的內臟疾病引起的腰痛。

腰痛的穴道療法

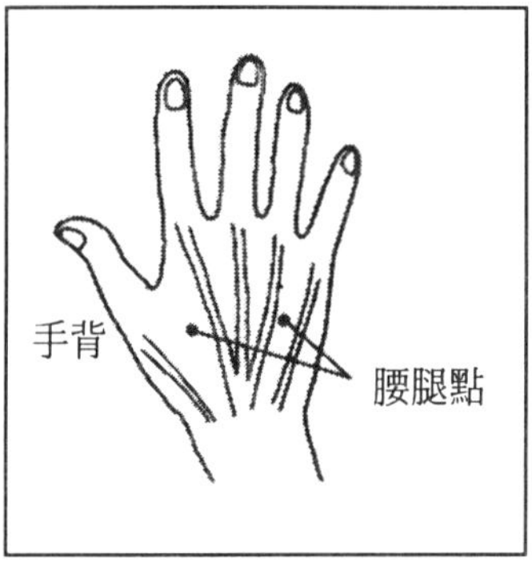

●手背有個「腰腿點」穴

對腰痛最效的穴點是在手背的「腰腿點」。所謂的指伸筋是位於手背，連結手指頭和手腕的筋脈。每個人都有二個「腰腿點」，一個在食指指伸筋略靠大拇指的中央。另一個腰腿點是在無名指和小指指伸筋的中央地帶。

只要握起拳頭，或是五隻手指頭用力張開，便可清楚地看見位於手背的四條指伸筋。

刺激這個穴道的方法，是先將五～十隻牙籤用橡皮筋束在一起，一面刺探「腰腿點」（刺到覺得有一點點痛），一面緩慢地做腰部運動，每天二～三次，每個腰腿點約一～二分鐘，就會有效果。

也可以利用一半的米粒，或仁丹、奇應丸等粒狀物，貼在雙手的「腰腿點」，經常再加以按壓刺激也會有相當的效果。

腰部強精健身按摩法

腎臟位於腰部，是中國醫學中，最受重視的內臟。現在介紹的腰部強精健身按摩法，不但對腰痛的治療和預防有很優異的效果，還能增強腎臟的機能。

腰與腎有著非常密切的關係。腰部會疼痛的人，有半數以上患有腎臟方面的疾病。腎臟機能強化了，能增加腎氣（也就是精氣，是體內元氣之一），增加性能力，改善不孕症，並防止老化。

〔方法〕

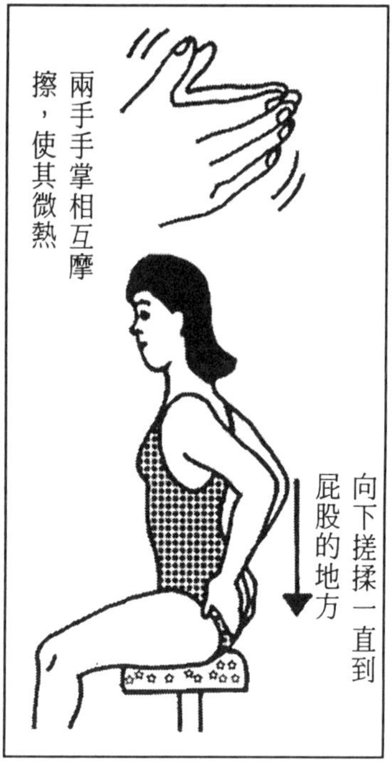
兩手手掌相互摩擦，使其微熱
向下搓揉一直到屁股的地方

先將兩手掌互搓三十次。使掌心微熱，直接放在腰上，再稍微施力向下搓揉一百次左右。雖然穿薄的衣服如此地按摩也會有效果，但如能不穿衣物，效果會更好。

效果驚人的「腰痛體操」

在此要奉勸腰痛纏身的人，一定要做到一三四、五頁的「腰痛體操」。「腰痛體操」具有強化腰部及腿部肌肉，伸展緊繃肌肉的效果。而且還能活動不常運動的脊椎骨。

這種體操對於姿勢的矯正和強化腰部很有幫助。

每天做五～六次，每次一個動作重複三～五次，即使次數少一點也沒有關係，但一定要有恆心地做。

還有，腰痛劇烈時，或是因其他疾病而需要靜養時，不能做這種體操。

日常生活須知

等到有腰痛的毛病才來治療，會花很多時間，是件很麻煩的事。因此，日常生活中就須留意腰痛的預防，以下說明的是腰痛的治療與預防法。

一般說，以半蹲的姿勢搬動重物，最容易引起腰痛。以不良的姿勢突然用力搬運重物，很容易閃到腰。對於這一點，必須要注意到。

腰痛劇烈的時候，首先必須要平靜下來。避免食用酒精或辛辣劑等刺激物。

睡覺時，不要使用軟綿綿的床舖，一定要用較硬，較結實的墊被和棉被。

等到腰痛不那麼劇烈時，再溫敷腰部，使血液循環順暢。

另外，也有腰痛是因肥胖而引起的。這時，就必須要運動或節食來減肥，努力接近標準體重。

如果是內臟疾病或腰脊椎病變而引起的腰痛，就要請專門醫生診療。

腰痛體操

①基本姿勢

仰頭曲膝躺著，雙手貼於臉頰，用丹田呼吸的方式，慢慢地由鼻子吸氣，由嘴巴吐氣。

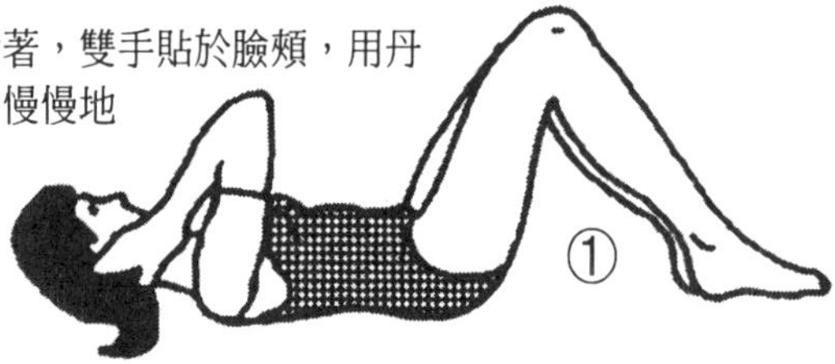

②起身（強化腹肌一）

按照①的姿勢，慢慢起身至肩與地面離 25 公分。約停住 5 秒鐘，再回到原來的姿勢，用丹田呼吸。

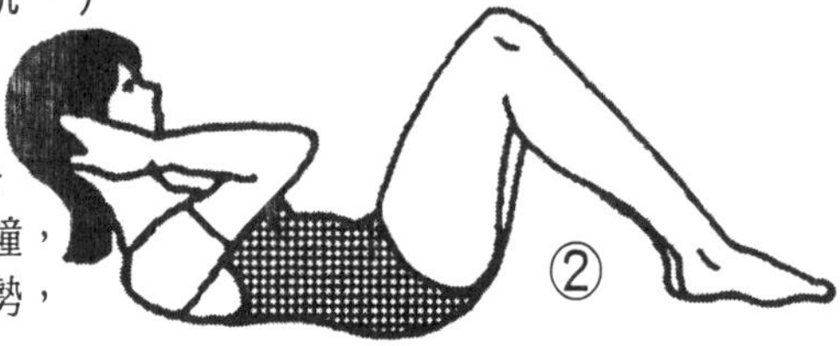

③仰臥起身（強化腹肌二）

按照①的姿勢，左手放在右膝蓋上，起身約 25 公分。停滯 5 秒鐘後回到原來的姿勢，再用單田呼吸。右邊也是同樣的動作。

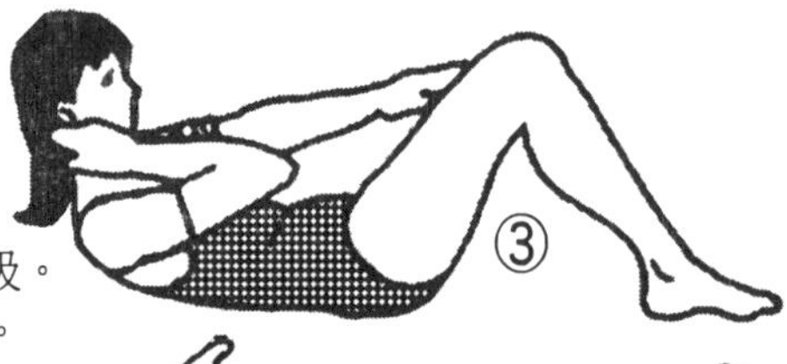

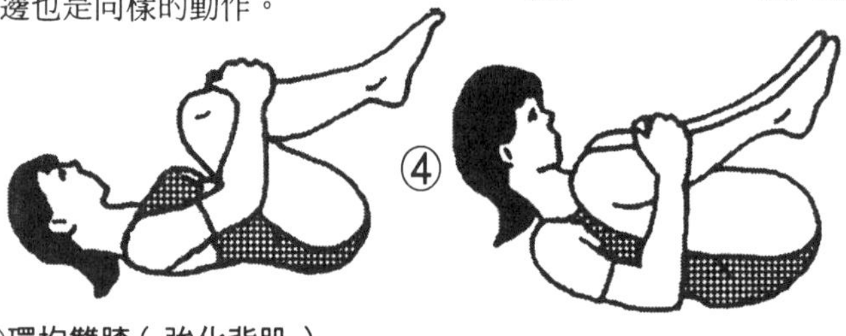

④環抱雙膝（強化背肌）

抱緊雙膝，張開大腿，將膝拉至腋下。如此反覆 20 次以後，回到①的姿勢用單田呼吸。

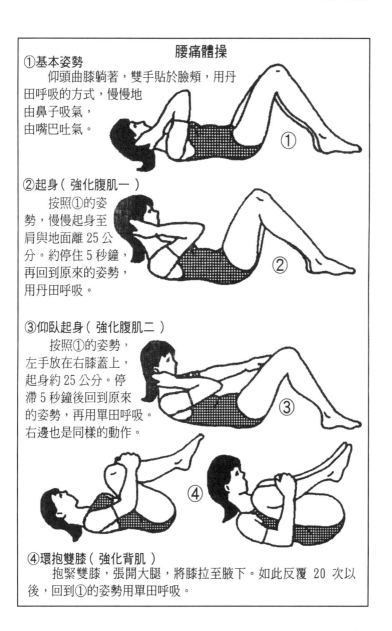

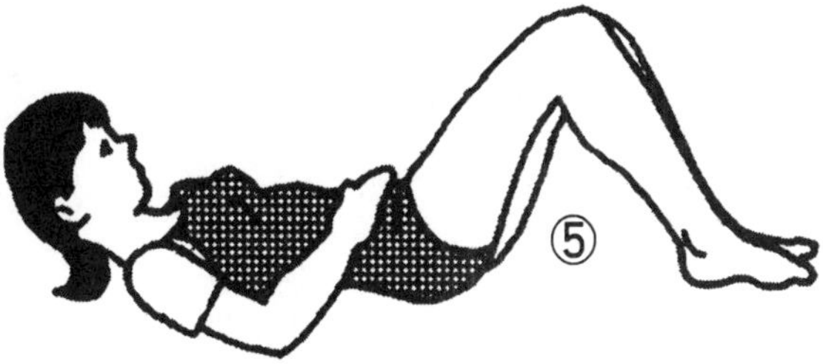

⑤骨盆回旋（強化臀肌）

曲膝，雙手放在肚臍上，縮小腹，背部和臀部儘量緊靠床舖。夾緊臀部，頭部稍微離地，像是看著肚臍那樣。

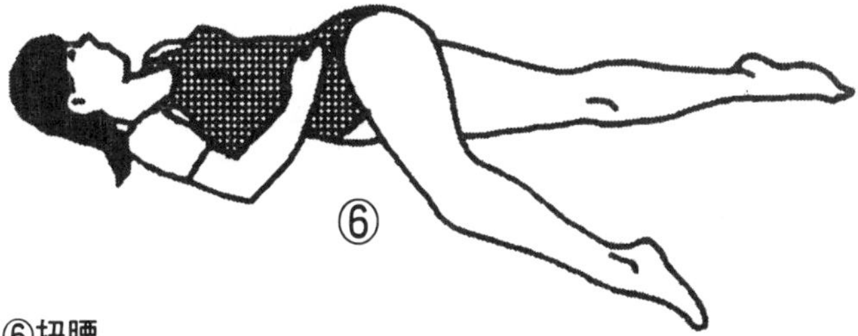

⑥扭腰

手放置於腰際，一面吐氣，左腳跨過右腳，使下半身成交叉扭曲狀。再反方向地做相同動作。

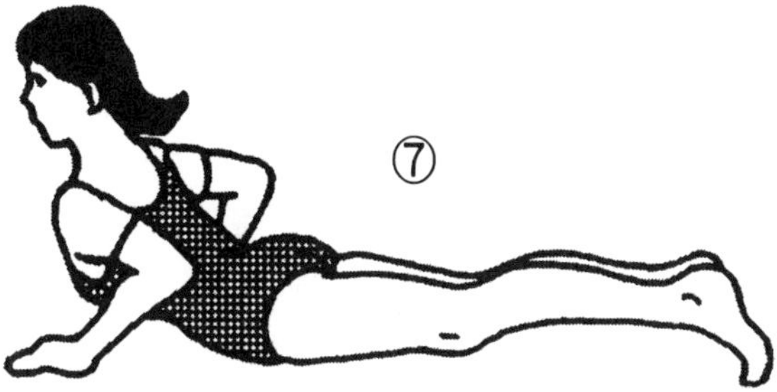

⑦以俯臥的方式，撐開雙肩胛骨，再慢慢地挺直上半身，大約停止5秒鐘後再回到原來的姿勢。

治癒頭痛……

一般性的頭痛，可分為血管性頭痛及肌肉性頭痛。頭痛的原因有很多，大致可分為三種：①疾病或感冒引起的，②體質的關係，③心理作用。

如果是疾病而引起的頭痛，很可能是因為眼睛、鼻、牙齒發生病變，或是因為高血壓、感冒等。但是突然地抽痛或脹痛，也有可能腦栓塞、腦溢血，或蜘蛛膜下出血等。

引起頭痛的病因很多，最重要的，即是找出其發生的原因。如果不是因為疾病而引起的，那就有可能是酒醉啦，疲勞啦，或是氣候變化的緣故。女性則在月經不順時，自律神經失調或過敏性體質的人，很容易有頭痛的毛病。

如果是本身體質的關係而引起頭痛，這種頭痛就可能是發作性頭痛和習慣頭痛。有的患者因為動脈硬化、腦出血等原因，而引起自覺症狀的頭痛，這就要由醫生的診斷，方能找出真正的原因。

①血管性頭痛

最具代表性的是「偏頭痛」。其主要症狀是頭部的半側引起劇烈的疼痛，眼冒金星，還會有頭暈目眩或噁心的感覺。

其主要是頭顱內血管膨脹而引起的。

②筋收縮性頭痛

有很多頭痛的例子，是由於肩膀太過酸痛。這是因為肌肉緊張，使得肩膀酸痛轉至頭部。

③心理性頭痛

這是由於精神不安或精神緊張、經神衰弱、歇斯底里等，將心裏的苦悶以頭痛的方式發洩出來。

治療頭痛的穴道療法

如果是因疾病而引起的頭痛，應優先解決。如果是習慣性頭痛（偏頭痛、慢性頭痛），由於現代醫學仍無法證明其發生原因，所以也沒有根治的方法。

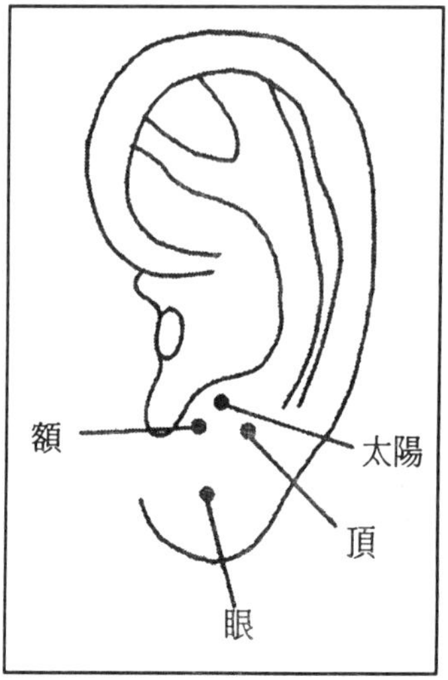

但還是可以利用穴道療法來減輕或消除這一類的頭痛。

①用力拉扯耳朵

拉扯耳朵便可刺激位於耳朵的穴道，透過這些穴道可減輕頭痛。

這種雙手拉扯耳朵來治頭痛的方法，在國內廣泛被使用。這是因為耳垂上面分布著三個對頭痛有效的穴道。包括①額（對前頭痛有效的穴道），②頂（對頭頂痛有效的穴道），③太陽（對偏頭痛有效的穴道）。

這就是為什麼用食指、牙籤或是髮夾來按壓耳垂上面，就可減輕頭痛。

另外，若是用仁丹或是貼上半粒米粒，長時間不斷地刺激這個地方，會更有效果。

②百會穴

我們頭頂有個相當重要的百會穴。這是讓頭部血液循環良好，最重要的穴道。

根據古書：「百會」匯集了四大經脈，包括督脈，足部的太陽，四肢的少陰，足部的厥陰，所以又叫做「三陽五會」。正因為是體內各個經脈匯集的點，所以取名「百會」。

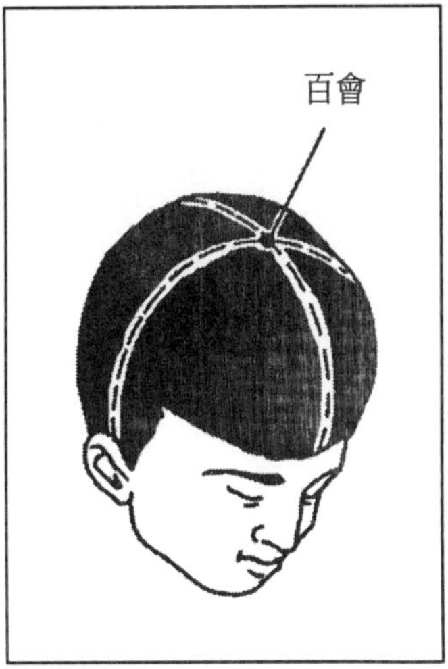

百會穴位於頭頂正中央的部分（自兩耳中央延伸上來的虛線，和鼻尖至眉心延長虛線交點的地方。壓此處會有疼痛的感覺）。

可以用手指按壓這個地方看看。每天早上一次，每次約二～三分鐘即可。

治好四十、五十肩腱鞘炎

肩膀關節會隨著老化而產生各種變化，到了四十、五十歲時，老化的現象顯現，對肩膀的活動造成阻礙。

四十、五十肩是一種四、五十歲左右的中年人，常患的肩痛毛病。其症狀是肩膀關節附近有倦怠感、重壓感和疼痛感，嚴重時手臂無法上舉，手也無法碰到背部。

一旦五十肩發作，在疼痛出現的同時，肩膀腫脹、發紅、發熱等現象都會出現。這是因為產生發炎症狀的緣故。

由於在晚上會更加疼痛，因此，常會在半夜裏疼痛得令人無法睡覺。五十肩的特徵是，早上起床時肩膀僵硬，無法動彈，慢慢地活動雖可以漸漸減輕疼痛，到了傍晚，卻因為過於疲勞又開始疼痛。

減輕四十、五十肩的穴道療法

手腕有六個能有效治療四十、五十肩的穴道。攤開手心，在手腕的橫切處有三個穴道：①沿著拇指邊緣到手腕的凹陷處有太淵穴，②在手腕橫切處的正中央有大陵穴，③沿著小指頭到手腕的凹陷處是神門穴。如上列所示，依①②③的順序橫列於手腕處。將手背朝上，腕部也有三個穴道，分別是④陽谿穴，⑤陽池穴，⑥陽谷

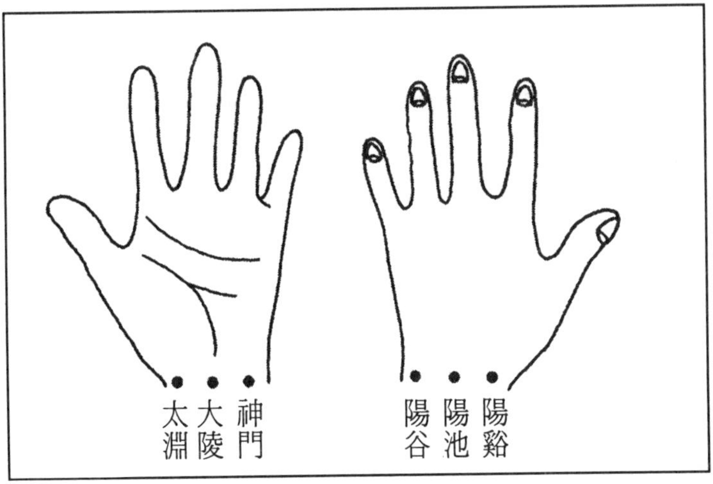

穴。

因此，肩部無法上提，或無法轉動時，請別人替自己按這六個穴道，等一一按過以後，再舉起手臂看看，是否有好一點。

也可以自己按壓這些穴道，減輕疼痛的症狀。

經常按壓這些穴道（左右手都按），長期刺激後，一定會有相當的效果。

針對腱鞘炎的穴道療法

腱鞘炎是由於手腕、手指（特別是拇指）反覆動作，使肌肉和骨骼摩擦過度而引起的發炎。除了大拇指下面靠手腕的部分會腫脹外，還有壓痛感及灼熱感。也會在手關

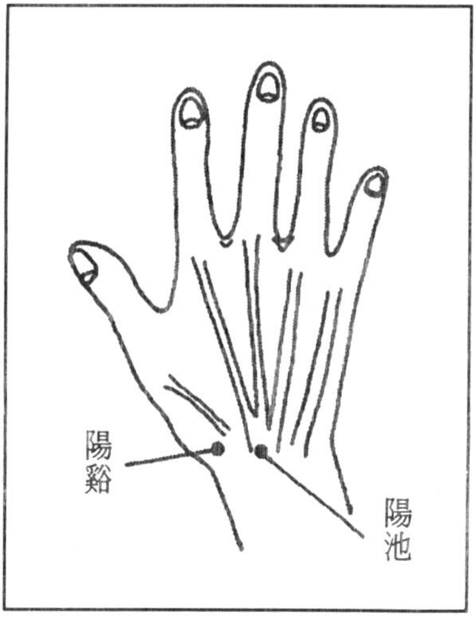

節或拇指運動的時候覺得特別痛。這是由於手的運動過度，用力過度或是手指的施力不當所引起的。

腱鞘炎也可說是最近的一種職業病，打字員、裁縫師、作家等，都比較容易有這類的毛病。常抱嬰兒的娭母或媽媽們也較容易發生。

穴道療法也可以應用在腱鞘炎。在手背的腕部有個陽谿穴，能有效地治療腱鞘炎。這個穴道位於手臂，只要用力立起大拇指，在根部的凹陷處便可找到。再來是陽池穴，它也是在手臂，位於手腕關節中央的凹陷處。

發炎時，用手指按壓陽谿穴和陽池穴，或是用橡皮筋圈起的五～十根牙籤來刺十～十五次。然後再用中國灸、菸灸、吹風機等溫灸療法，溫熱二～三分鐘，但請避免發炎的患部。另一隻手也可以同樣的方法做一遍。

健康體操治療腱鞘炎

1.簡易健康健康體操①

平常就做簡易健康體操①中的動作，可以預防五十肩或腱鞘炎，其方法如下：

①左手輕抓右手肘，使其固定，曲右手腕，一面左右地扭動，一面用指尖描繪「8」形。

②之後向相反的方向扭動。

③左手也用同樣的方式扭動，這時，腰部也要跟著左右扭動。

2.肩膀上下運動

①雙手持二公斤的砝碼，背靠牆，坐在椅子上。（家庭用品中，可用熨斗或熱水壺替代）

②坐在椅子上，背部一定要與牆貼合，尤其頭和頸部，務必貼在牆壁上。手肘不要用力，從肩膀以下下垂即可。這是準備姿勢。

③盡可能將肩往上抬，放鬆手臂力量，秘訣是只用肩慢慢的抬起砝碼。

④用力聳肩，突然放鬆力量，回到③的動作。

這個體操能夠使肩胛骨上抬，具有伸縮肩膀與背部肌肉的效果。

日常生活須知

劇痛的時候，患部的手臂儘量不要用力，讓它休息一下。在晚上時，為了不要動到手臂或手指，可以用夾板固定住，會更有效。

常患腱鞘炎的人，打字員、電腦操作員、娛姆等，要注意保持手部的溫暖。手部一受寒，血液循環就會不好，也就容易發炎。

壓力和空氣污染是氣喘的大敵

呼呼喘氣是氣喘特有的喘息聲。氣喘發作時會引起呼吸困難，非常地痛苦，而沒有發作時卻一點症狀都沒有。

自古以來，氣喘一直被認為是難醫的疾病，即使是醫學進步的現代，仍是相當難治的一種疾病。然而，最近到處充斥社會壓力和空氣污染，使得氣喘的病人不減反增。

氣喘是因為過敏性的反應，造成支氣管肌肉的痙攣，黏膜的分泌物增多，阻塞了氣管，而產生急促的喘氣聲和呼吸困難。而造成過敏性反應的物質有很多，包括家中的塵埃、草木的花粉、綿花、動物的毛，至於食物，有可能是蕎麥、蒟蒻、牛奶等物質。

另外，氣喘發作的關鍵，有可能是天氣變化或精神狀態。低氣壓過低，容易發作，精神狀態不安定，或有煩惱的事。例如親人過世時，這些情形都很可能使氣喘發作。小孩子則在被罵的時候等，容易發作。

由於氣喘的發作也和荷爾蒙有關，男性在思春期容易發作，女性在經期前容易發作，懷孕時更是惡化。

在以前，氣喘較容易發生在幼兒和老人的身上，現在是各年齡層的人都有可能產生。這和現代社會的壓力、空氣污染的惡化均有相當大的關係。

幼兒氣喘和心因性氣喘

一般說來，小兒氣喘大多在成人之後就能痊癒，但最近卻有許多例外的例子。而且，也有很多是曾經治好了，但在中高年級時又發作的例子。其代表性的疾病是心因性氣喘。

個性激烈，對於喜歡的事就很認真地做，對於不喜歡的事就一點也不會去做，這種好惡強烈的人，較容易患心因性氣喘。這種疾病多半是由於精神過於偏激。

要改善或預防這種氣喘，得避免引起過敏的原因，生活規律，儘量舒解壓力，不要造成身體的負擔。

萬一已經罹患了氣喘，要有耐心地慢慢治療。精神的影響也很大，必須注意自己的心情。

氣喘的穴道療法

頭部後面的下方有個治喘穴，對於治療氣喘很有幫助。頭部向下，後頸隆起最

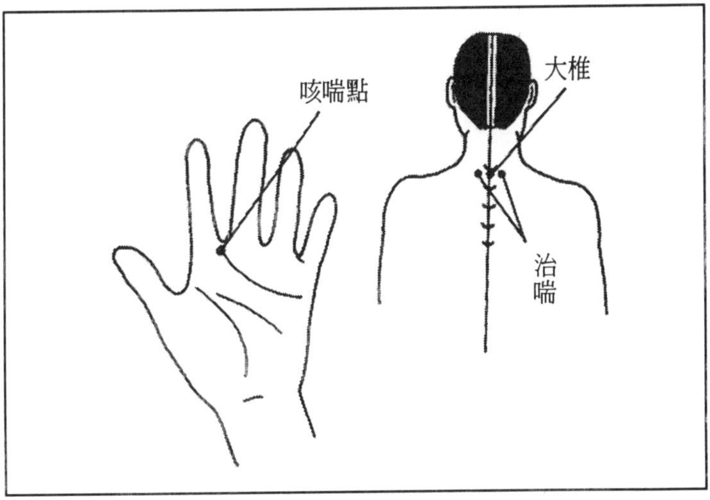

凸出的是第七頸椎。第七頸椎到第一胸椎之間有個大椎穴。離大椎穴左右各〇・五公分的地方便是治喘穴。

另外還有個咳喘點，對氣喘也很有效。它在手掌的食指和中指交接處。

這二個穴道都能有效地扼止氣喘，在氣喘發作時刺激此處，會有很效果。平常便按壓二個穴道，能預防氣喘的發作。

可以用手指用力捏這二個地方，或是用髮夾或一根牙籤刺激，一直到發紅為止，也可以用溫灸刺激十幾次。但是千萬要特別小心才是。

日常生活須知

要避免點心、飲料等甜的食物。太多的水果、醋、生蛋、菸酒等，均對氣喘者有不良的影響，所以，須儘量避免攝取或飲用。

此外，要多吃牛蒡、筍子、艾蒿、蘿蔔、芝麻、紅豆等。海藻類或蓮藕等改善氣喘病人的體質，最好是每天多吃一些。

過度使用眼睛的現代社會

近來，文書處理機和電腦等辦公機器相當普遍，小孩子們也廣泛地流行著電視遊樂器。因此，有所謂「電視遊樂器症候群」的出現。他們因為長期近距離地使用文書處理機和電腦，使得用眼過度，而產生不良的影響。

因為過度使用眼睛而產生了眼睛疲勞，其症狀有視力模糊、眼睛疲勞、眼冒金星、刺痛感、眼皮抽搐、覺得物體有重影、眼睛裏會痛、容易流眼油、眼白部分佈滿血絲、眼皮浮腫、視力減退等。嚴重時，還會有頭痛、頭昏目眩、肩膀僵硬、或是消化不良、噁心想吐、身體倦感等症狀。

中國醫學說：「眼睛是五臟的精華匯集之地。」主要的意思就是「眼睛是心的窗子」，身體哪個部位有了什麼毛病，從眼睛就可以看得出來。然而，如果眼睛過於疲勞，也會帶給其相關內臟不良的影響。

能消除眼睛疲勞的穴道按摩法

因為初期的假性近視、白內障、眼鏡的度數不合等原因而引起的眼睛疲勞，應該早日處理較好。況且眼睛疲勞會導致頭痛、肩膀酸痛，甚至提高血壓，絕對不可等閒視之。

●要常做「明眼按摩法」

眼睛的周圍分布了睛明、攢竹、魚腰、絲竹空、太陽、承泣、瞳子髎等重要穴道。

因此，經常按摩這些穴道，能使眼睛的血液循環良好，消除眼睛疲勞。

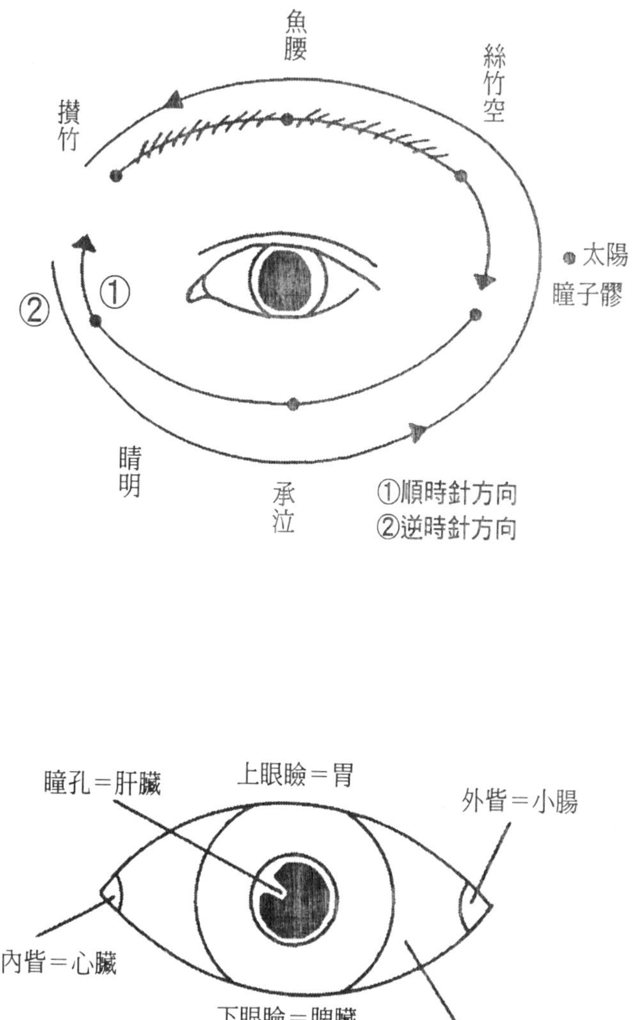
魚腰
絲竹空
攢竹
太陽
瞳子髎
①
②
睛明
承泣
①順時針方向
②逆時針方向
瞳孔＝肝臟
上眼瞼＝胃
外眥＝小腸
內眥＝心臟
下眼瞼＝脾臟
結膜＝肺臟

眼睛和內臟的關係

這種按摩法還能預防並治療近視、遠視、老花眼等眼疾。也能預防眼角的皺紋、老人斑和眼皮下垂。

〔按摩方法〕

①先將雙手食指相互搓動三十下，使其產生靜電，並有微溫感。

②再輕閉雙眼。

③雙手大拇指的指腹按住太陽穴，其他的四隻手指頭握成拳頭，以食指第二關節的內側，從眼角前面的睛明穴開始，順時針方向及逆時針方向環繞眼周的上面和下面只要各十五次。

④手拿開後，閉起眼睛並向左轉五～十圈，休息二、三秒後，再反方向地轉五～十圈。

⑤不要馬上張開眼睛，讓眼睛慢慢睜開。雖說只是讓眼睛休息一下下，頓時卻能體會到眼前的東西明亮了起來。

早上起床時，可以用手指將唾液塗抹在眼睛四周，再配合上述的明眼按摩法，會更有效果。那是因為唾液裏包含了十五種酵素，八種維他命，二種荷爾蒙。

●按摩眼周上側和下側的穴道，其順序如下：

①輕閉眼睛，用兩手的大拇指指腹按壓眼周圍上側的穴道。這時候，另四隻手指頭可以撐住額頭，較容易進行按摩的動作。

②大拇指扣住下巴，和中指按摩眼睛下側中央的穴道。

●刺激眼角前端的睛明穴

這個穴道對眼睛疲勞、眼睛充血、結膜炎等均有相當的效果。「睛」是指瞳孔，「明」則有明亮、照亮的意思，合起來就是能消除瞳孔的混濁，使能清楚地看東西。因此，被古書記載為「能治眼的穴道」，也就是所有眼睛的毛病，均能藉著睛明穴來獲得治療的效果。

●按摩耳朵的眼穴

耳垂的正中央，也分佈和眼睛相關的穴道—眼穴。

眼睛疲勞、癢時，或是視力模糊時，可以用大拇指和食指夾住耳垂，施加一些力量來按摩耳垂中央的眼穴。雖說覺得有一些痛會比較有效果，唯恐施力過大而使耳垂紅腫或擦破皮，因此還是得斟酌一下施力的大小。

這個穴道也能預防和治療白內障、針眼、急性結膜炎等眼部的疾病。

上述的按摩法，不僅大人能做，小孩子也可以做。最近小孩子們熱衷於電視遊樂器，因此造成用眼過度的極度疲勞狀態。眼睛的焦距調適能力變差，形成字體模糊不清，看不清楚等「弊害」。最近激增的假性近視也是這個緣故。

所以，一定要確實做這項按摩法。

●眼睛和頸部的回轉運動

眼睛的運動為①向右看，②向左看，③閉眼，④張眼後向左上方看，⑤往左下方看，⑥看上方，⑦看右下方，⑧眼睛由右方開始旋轉二十次，⑨由左方開始旋轉二十次。之後，脖子也慢慢擺動二十次。

如果每天早晚能夠做此運動數次，相信對健康有很大助益。

為了眼睛攝取均衡的營養

對眼睛而言，最重要的養分是維他命A。它也可稱做抗眼球乾燥維他命。除了維他命A以外，能防止視神經疲勞的，還有維他命B_2、C、鈣質等也很重要。

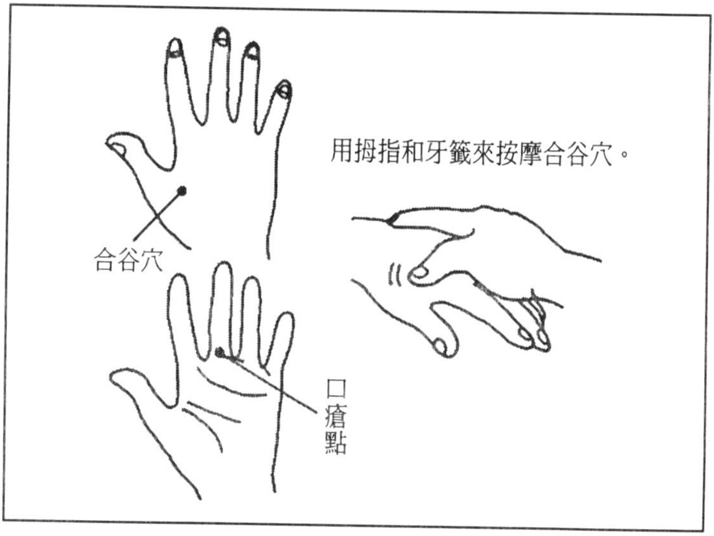

因此，容易眼睛疲勞的人，應注意平常多攝取維他命A、B_2、C和鈣質等。特別是維他命C對於白內障的預防相當重要。

消除口臭、口腔炎

即使是健康的人，口腔內還是一直都有細菌的存在。牙齒有了疾病，身體的抵抗力就會變差，細菌就會增加，口腔黏膜、牙齒、舌頭等口腔內黏膜就容易發炎。這就是口腔炎。

口腔炎有很多種類。有持續性、發炎性、潰爛性、過敏性、壞疽性等不同的口腔炎。其中最多的是後續性口腔炎。其症狀是口中黏膜變紅，其表皮像綻開似地腫起來，到處有著半粒白米大小的白色潰爛，而且也會痛。

究其原因，一般人認為是過敏性物質所致，另外，也可能是內分泌不正常，胃腸不好，病毒感染等引起的。因此，若是營養不均衡，身體抵抗力變弱，很容易引起口腔炎。

口腔發炎時，就會有口臭。從口腔呼出的氣有不好的味道，這就是口臭。通常，口臭也可能是因生病或口腔不乾淨而引起的。當然，吃完大蒜或韮菜，或是過量的菸酒都可能會使口腔有特別的味道。

對付口腔炎和口臭的方法

首先打開手背，用另一手的大拇指或一束五～十根的牙籤束、髮夾等，按壓拇指和食指連接的根部，這裏有個合谷穴，經常刺激這個穴道，可以消除口腔炎引起的疼痛。

再用溫灸等方法，溫和地刺激二、三分鐘，會更有效果。

合谷穴也稱為萬能穴。對於口腔、臉部、頭部，不論是黏膜或是皮膚的潰爛傷口都很有效。請您也試試看。

唾液腺刺激法

唾液分泌不足，口腔就會較乾燥，也就容易滋生細菌。細菌滋生時，就容易產生口臭，因此，應經常地做唾液刺激法。等到唾液分泌較多之後，就能預防和治療口臭。

這種刺激法還能促進腸胃的蠕動，增進健康。

唾液刺激法的步驟如下：

①閉上雙唇，吹脹雙頰，再吸雙頰，使其凹窪。其要訣如同漱口般地反覆動作。

②上述動作之後，唾液漸漸就會佈滿口腔。

③等到口腔滿足唾液後，再分三～四次，將唾液慢慢吞進。

請各位做看看，一定會有效果的。

令人討厭的痔瘡該如何處置

很多人為痔瘡所煩惱。特別是天氣一寒冷，症狀就會惡化起來。正如它被說成是即使到寺廟求神拜佛也無法治癒的病，痔瘡確實是令人苦惱且又疼痛的毛病。痔瘡的原因是受寒、便秘、慢性下痢、攝食過多的辛辣等刺激物。

痔瘡也有很多種，包括肛門周圍炎、裂痔、疣痔、脫肛等。最常見的是肛門周圍瘀血、血管變粗，因而長疣痔，或是硬化的糞便排出時，使肛門黏膜褶裂開出血，形成裂痔。

疣痔產生的原因，最主要是由於體質的關係，另外，便秘、懷孕或是平常坐太硬太冷的椅子、長時間開車等，都可能產生疣痔。還有，酒類或辛辣食物會使疣痔惡化，必須要小心才是。疣痔變大時，大便時便會脫肛，症狀輕的話，稍微壓進去便可恢復原狀，症狀嚴重時，連走路也會脫肛，根本無法走路。

裂痔的發生，多半是由於便秘、糞便過硬所引起的，其中以女性占大多數。其症狀是在排便的時候，會有劇痛、出血等現象，嚴重時，還會引起括約肌反射性痙攣或不利尿等情形。

痔瘡的穴道療法

自古以來，針灸療法便一直被認為是痔瘡的有效方法。

①對痔瘡有效的，莫過於頭頂邊的百會穴。它在頭頂正中央的地方。先用五～十根的牙籤來刺激百會穴一～二分鐘，再用溫灸療法（灸條或香菸等），溫和地來回反覆刺激此穴。但要注意不要燒到頭髮。或是每天用半米粒大的灸針直接在此灸治三～四次，也會有不錯的效果。

②如果是較輕微的疣痔，也可用半米粒大的灸針刺激孔最穴二十次，以減輕疼痛。孔最穴在手腕內肘的內側三分之一處。

日常生活須知

①多吃含大量纖維素的蔬菜類，可以預防便秘。

②請保持肛門附近的清潔。

③避免吃辛辣食物或酒精類等刺激物。

④不要坐太久。

⑤不要讓臀部受涼，儘量保持其血液循環順暢。

⑥使用坐式馬桶。因為蹲式馬桶臀部負擔較大，容易造成臀部瘀血。

⑦上廁所時不要太使勁，一、二分鐘就可解決了。一上個廁所便是十分、二十分鐘的，不但搞得臉紅氣喘的，還容易造成傷害。

⑧每天喝海帶汁。海帶片二～三片（全部加起來約是一張明信片大小）放到杯裏，再加一些開水，晚上先泡好，等到第二天早上，便呈稠狀。常喝這種海帶汁可以預防和改善痔瘡。

過敏性鼻炎和花粉症

所謂過敏性反應，是過敏性物質（抗原）由外進入體內，引起存在於體內的抗體強烈的反應，而出現各種症狀。

這種過敏性反應如果是因鼻腔黏膜引起的，就是過敏性鼻炎。

過敏性鼻炎的抗原（外來物質）因人而異。其最典型的代表是花粉。這就叫做花粉症。因為多半在春天發生，所以又被叫做季節性過敏鼻炎。

另外，也有人是因家中的灰塵引起的，致使一年到頭鼻子的狀況都不是很好，就叫做全年性過敏鼻炎。

過敏性鼻炎的症狀是連續打噴嚏、流鼻水、鼻子不通。這是因為鼻腔黏膜嚴重紅腫的緣故，中醫把它叫做「毒水」，因為中醫認為這是水份的代謝功能（物質在體內的各種轉換）有了毛病。

如果是容易氣喘或出疹，我們可說是一種過敏性體質。

如果是全身癢得受不了，癢得都快把眼珠子挖出來搔癢，或是一直打噴嚏、流鼻水，最後連神智都有點不清、不正常了，那便有可能是花粉症。

綜合以上所述，過敏性鼻炎的原因不外乎是：

①灰塵花粉等變應原（allergen）和空氣污染等外在原因。

②自律神經失調（交感神經和副交感神經失調等不安定的狀態）的內在原因。

然而自律神經失調的主要原因是由於壓力的關係。

過敏性鼻炎和花粉症的穴道療法

●活鼻按摩法

鼻梁的兩側有許多穴道。緊靠鼻孔旁有迎香穴，對於鼻塞、過敏性鼻炎、蓄膿症等毛很有治療效果。做活鼻按摩法可使鼻腔的氣血循環良好。還能暖和吸進的空氣，減少冷空氣對鼻腔和肺臟的直接衝擊。這樣便能抑制打噴嚏、感冒、流鼻水等的發生。

因此，常做活鼻按摩法對於治癒過敏性鼻炎很有幫助。

活鼻按摩法的方法如下：

鼻活按摩法

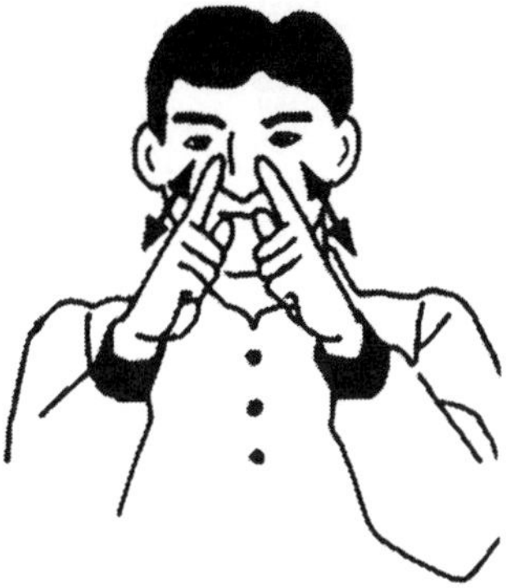

用食指指腹按摩約 100 次

①先將雙手的食指（全部的指頭也可以）相互摩擦三十下。

②用食指的指腹從鼻梁的兩側從眉頭到鼻孔邊上下地來回按壓，要稍微加些力氣，大約按摩一百下。

對付過敏性鼻炎和花粉症的方法

第一步，儘量不要和花粉有所接觸。在天氣良好，空氣乾燥，風勢很強的日子，花粉會大量地散播，因此在外出的時候，帶上花粉症用的面罩或隔絕花粉的眼鏡。回到家後，將眼睛、鼻子清洗乾淨，還要漱口。而且，在這有利於花粉擴散的日子，避免戶外活動，像是打高爾夫球，慢跑等，會比較保險。

一天之中花粉擴散得最快的時候，剛好也是晾衣服最好的時候，在收進衣服或抹布時，要記得將花粉抖落下來，不要帶進屋裏。如果不這麼做，半夜裏便有可能無意間吸入了花粉。恐怕就會出現花粉症的症狀。

除此之外，也可以利用離子空氣清淨器。最近市面上也賣有很多功能不錯的空氣清淨器，利用它來吸進室內的花粉和灰塵，可減少引起花粉症的機會。

經常做鼻子洗淨法

①先做三十次的活鼻按摩法，較容易擠出鼻腔內的蓄膿。

②按住左鼻孔，右手舀些溫水，從右鼻孔吸進溫水，再由嘴巴吐出。在鼻孔吸進溫水的同時，頭部上仰較容易流進鼻腔內。

③和②同樣的方式，從左鼻孔吸進溫水，再由嘴巴吐出。

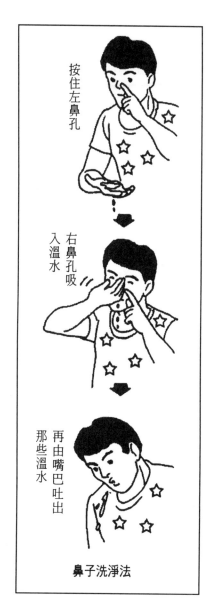

鼻子洗淨法

左右各做三次，每天早、晚各一次。

做這種鼻子洗淨法，能改善鼻子的毛病，還能預防感冒。

在外出的時候，不要一下子就吸進大量的冷空氣，要輕輕地緩慢呼吸，儘量避免過分刺激鼻腔黏膜。

高血壓預防治療

血壓就是血液加諸於血管壁的壓力。

為了供應全身各細胞養分和氧氣，必須從心臟輸出血液來擔任這個工作。輸送出血液的同時，心臟會跟著收縮等到血液再回到心臟時，心臟再舒張，因此，血管內的壓力（血壓）有所不同，心臟收縮時（收縮壓，也就是高血壓），心臟舒張時（舒張壓，也就是最低血壓）。根據WHO的基準，人體安靜時測得的正常血壓，最高血壓在一四〇毫米以下，最低血壓在九十毫米以下。

高血壓病有二種，一種是因遺傳或環境引起的，但真正原因不明，被稱做「本態性高血壓病」（佔八十%的比率）。另一種是慢性腎炎引起的「症候性高血壓病」。

高血壓的自覺症狀較少，所以較難在早期即發現。一般的症狀是容易疲倦、頭痛、頭昏目眩、耳鳴、肩膀酸痛、心跳快、失眠、氣喘、食慾不振、嘔吐、便秘、頭昏眼花、腳冰冷等。因此，通常是無法做到早期發現高血壓病，只有注意每半年接受一次定期健康檢查。

如果是症候性高血壓，必須先治療慢性腎炎。本態性高血壓的病人最主要要控制食鹽和脂肪的攝取，也要避免精神上的壓力。

高血壓的病人要特別注意每天的食鹽量只能在五～七公克。平常的生活中，醬油和鹽巴的使用量要少一點，吃口味較淡的食物，必須避免吃鹹味較重的東西。

怎樣預防高血壓

如果患有高血壓的病患，採用強施行用降壓劑來壓低血壓，是非常不好的方法。特別對太胖的人而言，刻意地使血壓降低，會對身體產生相當不良的影響。

為了預防動脈硬化併發成高血壓病，應少攝取動物性脂肪，而以植物性脂肪替代之。

另外，海帶、紅豆、南瓜、芝麻、牛奶、橘子、金桔、香菇、大豆、梅干、米醋、紅花等，均可取材為高血壓的藥食。平時多吃這些東西也很好。

治療高血壓的民間療法

高血壓相當麻煩，也難以完全根治。如果這種方法沒什麼效果時，可以多種方法一起試試看。

①荷蘭芹二十五公克，中檸檬一個，芹菜細絲五十公克，加上一八〇c.c的礦泉水，放進果汁機打，打完之後馬上喝下。

②在前一個晚上先將二十公克的海帶浸在一八〇c.c的水裏，第二天在還沒吃早餐的前三十分鐘，先喝下這海帶汁，剩下的海帶再加入一八〇c.c的水，等到晚上再喝下這海帶汁。

因為這樣能使海帶的成分溶解於水中，只要喝下海帶汁，就能吸收裏面的鈣、鐵等要素，這樣就能使體質呈鹼性。可改善高血壓的症狀。

③玉米鬚飲料

《做法》：玉米鬚三十克，冰糖適量。將玉米鬚洗淨曬乾，煎煮三十分鐘，過濾後加入冰糖飲用。

健脾、利水，適用於高血壓引起的水腫。

④醃漬大豆

《做法》：大豆一杯，洗乾淨後去掉剩餘的水，放進二・五杯的黑醋裏浸泡，然後再將其保存在冰箱中。

醃過之後，大約五天後便可食用，早、晚各吃十粒左右。

高血壓的名灸點

①雙腳離腳拇趾頂端的四公分處和腳底凹陷無法踏到地面的中央處，每天用半粒米大小的針灸來針治。

②如果血壓突然升高時，在喉嚨兩側頸動脈跳動得特別強烈的地方，用拇指和

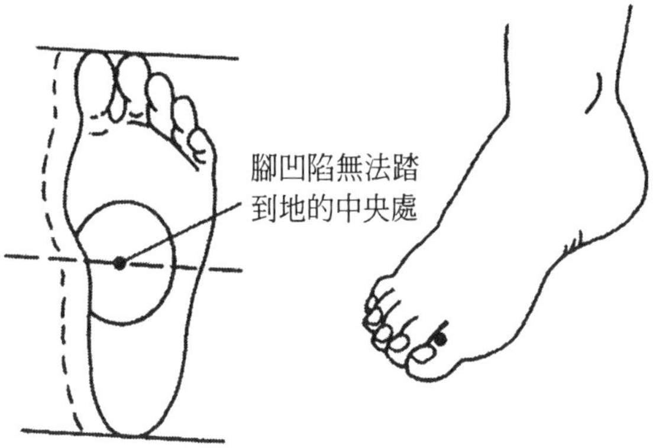

治療高血壓的灸穴處

中指輕輕壓住，以一分鐘六十次的頻率輕壓二分鐘，如此反覆地按壓、放鬆，可降低血壓。

此外，振動及旋轉手腕及腳踝、捶捶手腳，都有降壓的作用。

在精神緊張或激烈的運動，或是寒冷，血壓都會有敏感的反應而上升。因此，高血壓的人必須在日常就要注意這一點。

如何預防老年痴呆症

根據調查，就痴呆症發生率而言，六十五～六十九歲是一・九％，七十～七十四歲是二・六％，七十五～七十九歲是六・一％，八十歲以上約三十％。

老年痴呆症可說是腦細胞老化。所謂的腦細胞老化，是包住腦部的腦膜肥厚，使腦細胞漸漸萎縮、減少，甚至消失。因此，腦部的重量在五十歲便開始變輕，在六十歲的時候就變得輕了。

但是，痴呆症的原因並不是腦部的重量減輕，而是腦部的神經細胞消失後，大腦表面的溝會加深，腦部就老化了。因此，得痴呆症的人，腦部的溝大多很深，就這是腦細胞老化和痴呆症有關的原因。

痴呆症分為老年痴呆症（阿茲海默型等）和腦血管性痴呆症二種。阿茲海默型痴呆症是因腦神經萎縮，早期便有很嚴重的記憶不良的現象，性情也會陰晴不定。

而所謂的腦血管性痴呆症是由腦動脈硬化而使腦血管阻塞、出血，致使腦部組織遭破壞。這種腦血管性痴呆症佔老人痴呆症的六十％～七十％，多發生於男性，早的話，四十多歲的人便會有這種症狀的出現。只要能預防腦動脈硬化，也就能預防這一類型痴呆症的發生。

老年痴呆症和「前頭葉」的關係

德國哲學家康德曾經說過：「手是外在的腦。」所以，要預防腦細胞老化，可以從「手」下手。人類從二十歲開始，腦細胞便逐年減少了。其中，減少得最明顯的，莫過於「前頭葉」。「前頭葉」是負責發號施令身體各部分關節和筋肉的地方。

在「前頭葉」有相當的部分是負責指令手指的。因此，這部分的老化，對手指的靈活度很有連帶關係。因此，到達一個年齡層時，手指的運動不再那麼靈活時，有可能是因為前頭葉老化的緣故。

相反地，平常就經常地活動手指頭，能刺激前頭葉，便可以預防腦部老化和痴呆症的產生。

利用手部來預防老年痴呆症

①手掌握住二個核桃，在手心做旋轉的運動，促進手指的運動。

②一隻隻地抓每個手指頭，沿著經脈血行的方向按摩刺激。

③從小指頭開始一隻一隻地凹折。

④手掌向上，用另一隻手向下壓。

（如上圖）

⑤轉動雙手手腕。

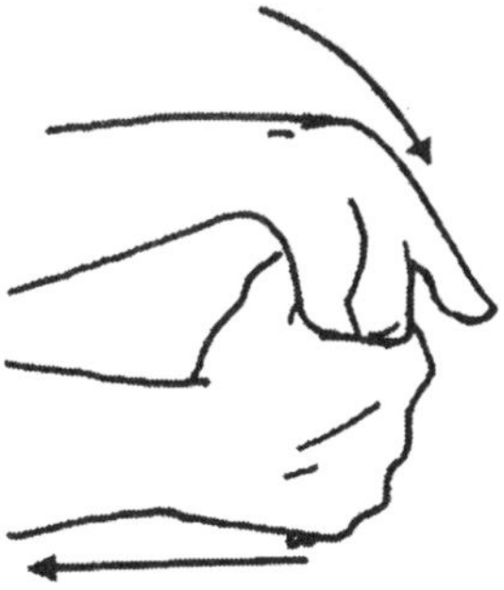

經常活動手部可預防老人痴呆症。

「仙人步」對老人痴呆症也很有效

「仙人步」意思就是能像仙人那般長生不老的步法。

腳底又被稱做「第二心臟」，刺激此處的穴道，對於內臟（特別是心臟）的活動很有幫助，也能防止腦動脈硬化，而不易罹患腦血管性痴呆症。

「仙人步」中的步法，能給予腳底穴道充分的刺激。

〔方法〕

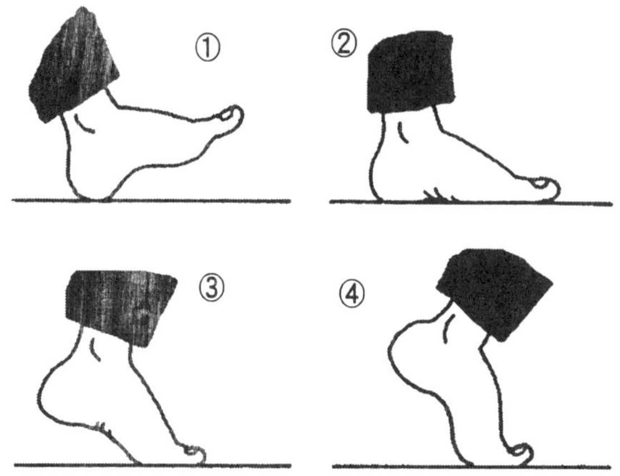

仙人步

①赤腳。

②膝蓋放鬆，輕輕曲膝。

③從後腳跟順著床鋪慢慢跳出去，往前移動，儘量讓整個腳底接觸到床鋪，左右交換踏出去。

重心放在低些較容易做這動作。

④一天做10～20分鐘。

這個動作和簡易健康體操①的「鶴拳」一樣，能增加身體的平衡度，防止痴呆症的發生。

防止痴呆症的飲食注意事項

①避免高卡洛里的食物　攝取過量的卡洛里（熱量），會增高對身體不良的

膽固醇數值，而導致肥胖，或運動量不足。對腦部也有不良的影響。

②盡量避免動物性脂肪。

③充分地食用蔬菜、水果、海藻類等，可消除便秘。

④注意不要過度食用鹽分。特別是高血壓的患者。

⑤儘量每天攝取三十種以上不同食物，使營養達到均衡。

預防高血壓、心臟病、糖尿病等和腦血管疾病有關的成人病，對於痴呆症的預防也很有幫助。

治療糖尿病

糖尿病是指胰臟所分泌的荷爾蒙——胰島素不足，而使血液中的葡萄糖（血糖）濃度上升，體內無法利用葡萄糖，而尿排出的異常代謝現象。

一般的症狀有：①口乾舌燥，經常喝水。②小便次數增加很多。③常肚子餓，食慾大增，體重卻減輕了，④容易疲倦，⑤體重下降，⑥皮膚搔癢，⑦視力下降或

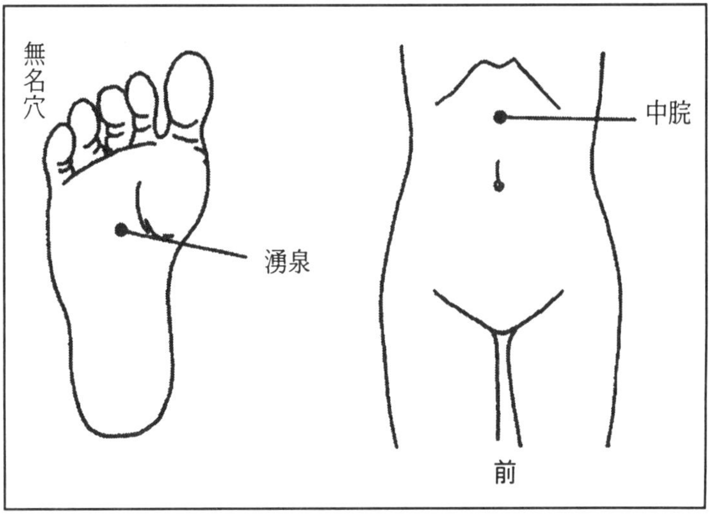

視物模糊。除此之外，抵抗力減弱，容易感染其他疾病。

此外，還會長疔瘡，傷口容易化膿，視網膜血管孱弱容易造成視網膜破裂，眼底出血。

糖尿病的穴道療法

①最後一根肋骨交接處和肚臍中央有個中脘穴，能促進胰島素的分泌可說是徹底治療糖尿病的穴點。

②腳底凹陷處的中央有個湧泉穴，能刺激腎臟功能。

③腳趾的小趾頭內側有個無名穴，能消除口渴的現象。

這穴道的刺激方法是用手指頭按摩，或是用一支牙籤來按壓一～二分鐘，直到出現微紅為止。也可以用溫灸療法灸治中脘穴約一分鐘。另二個穴道（湧泉穴和無名穴）可用冷毛巾冷敷二～三分鐘。

食物和運動是治療糖尿病最重要的方法

①糖尿病治療的基礎

對糖尿病患而言，食物療法和適當的運動是治療的基礎。也就是說，輕微的糖尿病患，可以藉由食物的控制來減輕症狀。然而，適當的運動對於下降血糖指數和減肥也很有幫助。所以，每天一小時的運動（早、晚各半小時），尤其是稍微會流汗的運動（像是快步走，音樂體操或是太極拳等），都是對糖尿病患有益的運動。

②食物治療以糙米較有效

糖尿病患者，在其主食方面以糙米來調適身體的狀況最有益。因為糙米的含量少，對病患較好。並且要稍加蔬菜的攝取，而海藻及含鈣質多的食物，也要多加攝取。

③葡萄消渴飲料

1.取葡萄適量，洗淨後用榨汁機榨汁，或搗碎取汁。

2.放入沙鍋熬至稠狀，加入少許蜂蜜。

葡萄味甘酸，入脾、肺、經，具有補氣血、強筋骨、利小便的作用。常飲葡萄汁可達到預防並治療消渴。但葡萄含糖分較多，應適量引用，控制熱量攝入。

糖尿病的前兆

引起糖尿病的主要原因是不規律的生活和暴飲暴食。所以，平常的起居生活相當重要。糖尿病的前兆歸納起來大概有下列幾點：

①非常想吃甜食。

②雙腿無力，全身懶洋洋。

③記憶力減腿。

④容易打瞌睡。

⑤容易疲倦。
⑥常放屁。
⑦食慾不定，時好時壞。
⑧喜歡趴著。

如果覺得自己有上述的情形，那就有可能胰臟功能不好，如果不去在意，有可能在不久後發展為糖尿病。因此，要時時注意生活起居，改正不良的生活習慣，以預防糖尿病的發生。

第五章

使身心舒暢健康

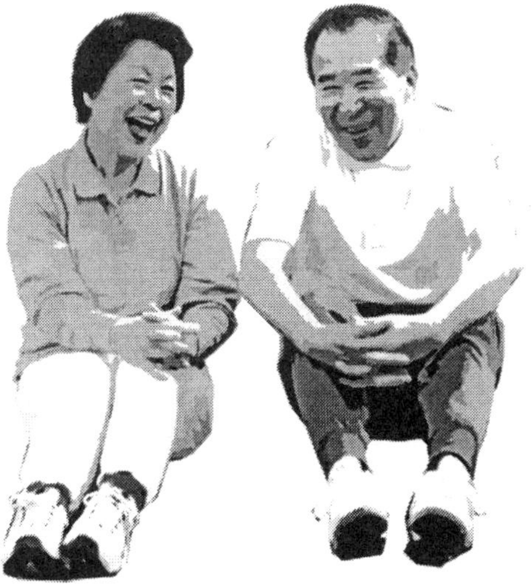

胃潰瘍和十二指腸潰瘍

有什麼自覺症狀

胃潰瘍和十二指腸潰瘍都是因為精神不安、暴飲暴食，或是積鬱、壓力所引起的，是一種黏膜破裂（潰瘍）、出血的疾病。

因此，過於緊張、生氣嚷嚷，反而容易罹患胃潰瘍和十二指腸潰瘍。

就潰瘍而言，男性是女性的三倍，胃潰瘍大多發生在四十～五十歲的人，十二指腸大多發生在二十～三十歲的人。

其症狀有肚子痛、胃不舒服、噁心想吐、上腹部不舒服、黏膜穿孔、吐血等。

其中，最多的現象是肚子痛。上腹部像是痙攣性劇痛似地，就好像是將石頭裝進肚子那般地痛。吃過飯還好，只要一空著肚子，便開始痛了。

十二指腸潰瘍的患者，最常在空腹和凌晨一點的時候發生劇痛。

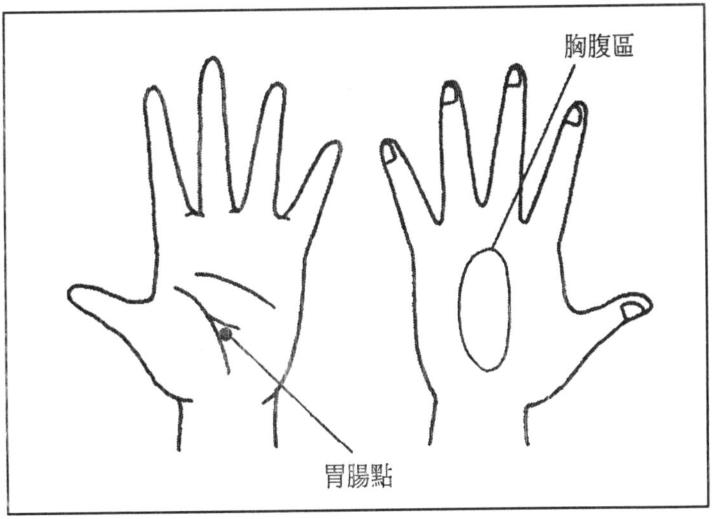

胃潰瘍和十二指腸潰瘍還有一種特徵，就是肚子痛了幾天之後，會漸漸消失，等到幾個禮拜或是幾個月之後，又開始痛了起來。

除了痛之外，胃不舒服也是潰瘍病患常見的現象，空腹時吃甜食或油膩食物也常會引起胃的疼痛。因此，胃潰瘍和十二指腸潰瘍的病人中，約有七%的病人會有吐血的現象。這是由於胃潰瘍是胃壁遭侵蝕，倘若遭侵蝕的部位有血管，血管就會遭破壞而導致出血。

有相當多的病人在吃過飯後總覺得腹部的上方不太舒服，或是一直覺得東西梗在這邊。事實上，那是因為腦部罹患應激子（stresser），造成身體均衡狀態遭破壞，而有各種症狀的出現。人體抵抗力較弱的地方最容易受到影響。其中，最多的症狀是胃潰瘍。然而，有胃潰瘍的人就不會有十二指腸潰瘍，相反地，有十二指腸潰瘍的人，就不會有胃潰瘍了。

胃潰瘍和十二指腸潰瘍的穴道療法

手心中央稍下方的胃腸點和手背中央的胸腹區，是能改善胃潰瘍的地方。刺激這些穴道，可以緩和胃部的蠕動和抑制胃酸的分泌。

另外，在大腿外側也有個梁丘穴，可以舒緩胃痛。在膝蓋略上方的凸起處，也有個相同的穴點。

最後一根肋管交接處和肚臍正中央的中腕穴，能強化胃腸功能。

平常便可以利用手指頭、五～十根的牙籤束或是口紅蓋來刺激這些穴道。也可用香菸或是灸條的溫灸療法。但要注意的是，不要直接接觸皮膚，先靠近一些，等到覺得熱時拿開一些，如此反反覆覆地來回十～十五次。

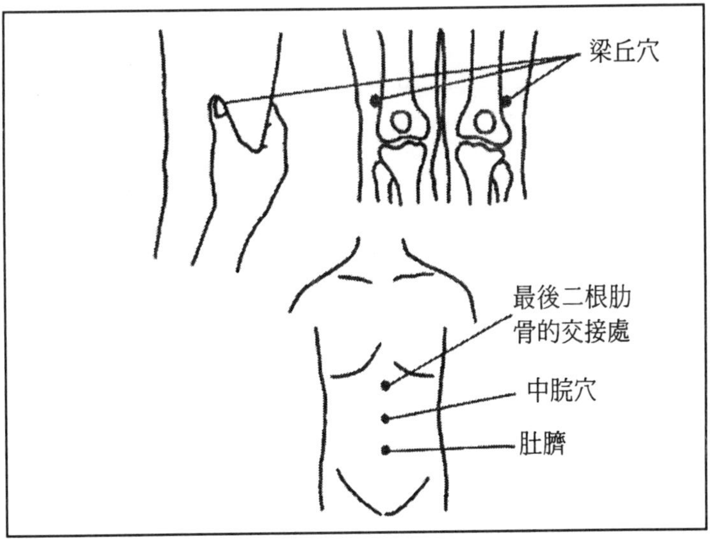

多攝取鈣質

胃潰瘍和十二指腸潰瘍的患者，應儘量攝取鈣質。鈣質對於胃腸不佳，但有直接的幫助，還能抑制神經的焦慮和煩躁。對於骨骼發育和肌肉收縮，也是不可或缺的物質。

胃腸是由平滑肌構成的，這平滑肌是由交感神經和副交感神經支配的。

所以，多吃鈣質豐富的食物，能強健腸胃。

飲用搗碎的馬鈴薯所擰出的汁液，一天二次，對胃潰瘍及十二指腸潰瘍有驚人的效果。

由於胃腸方面的疾病，與精神的因素相當大，所以有時間必須到郊外走走，或做做運動、洗洗溫泉，藉此改變一下生活環境、調劑身心。另外，在吃飯時，要細嚼慢嚥，心情保持愉快。

疲勞、倦怠感

身體異常的徵兆

如果我們身體慵懶、四肢無力、容易疲倦，就是告訴我們身體有哪個地方出了毛病。

這樣的症狀，在我們用心過度或體力透支等相當疲倦的時候，或是有什麼煩惱的事時，常會失眠或是常被驚醒，第二天，全身就像是喝醉酒似地全身無力。

在現代社會中有不少是因生活起居不正常，或是壓力引起的倦怠感和無力感。

再加上最近的遠視、近視、亂視等視覺障礙引起的眼睛疲勞、頭痛、肩膀酸痛等現象，使得全身有倦怠感的人逐日增加。當然也有是因自律神經失調、神經衰弱、歇斯底里等精神障礙而覺得全身懶散的情形。

另外，因疾病而伴隨著倦怠感的疾病有低血壓、高血壓、慢性腸胃病，潛在性慢性疾病（像結核性疾病）、肝炎、腎臟炎、糖尿病、心臟病等。

消除疲勞、倦怠感的穴道療法

說到能消除疲勞的穴道，莫過於足三里穴。這個穴道通過胃經、膽經、膀胱經等三條控制消化和排泄功能的經絡。

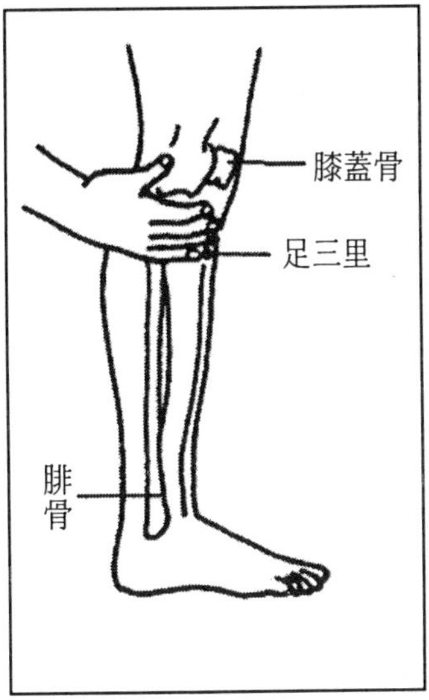

用雙手的大拇指，慢慢地按壓左右膝蓋下面的足三里穴，大約二～三分鐘，就可漸漸地消除疲勞。

為了強化內臟，養成不易疲勞的體質，從平常起就應遵照第二章「健康長壽十二大秘訣」。

●做到「今日的疲態今日消」

如果是日積月累來的疲勞現象，便很難想在一夕之間消除。因此，必須將當天的疲勞現象，想辦法在當天之內消除，使精神恢復。

無論如何，「熟睡」是所有恢復疲勞的方法中，最有效率的。其次，為了不要「累積」這種疲勞現象，首先必須注重養生之道，早睡早起，過著規律生活。

當然，適當的調養，出去散散心，充分的營養等，都必須在日常生活中實現。適當的運動也很重要。

入浴時，用水沖腳，或在蒸氣浴後，最後再沖水，有消除疲倦的效果。如果在睡前做，那一定可以睡得香甜。

有些情況是自己生了病，自己還不知道，所以，當自己發現最近特別容易累時，最好到醫院檢查原因。

宿　醉

覺得不舒服的症狀

酒是「兩刃利劍」，如果能適量喝酒，酒可說是百藥之長，但有人喝酒沒有理性，長期過量會導致肝不好，而且容易引起酒精中毒。

喝太多的酒之後，隔日早上起床仍有些醉意，這就叫做宿醉。如果您是商圈的人，大概會有這樣的經驗。

最近女性喝酒的情形自不在話下，職業婦女也有宿醉的發生。

宿醉的現象是噁心、想吐、頭痛、沒有食慾、身體倦怠等。

因這種現象，導致早上起床後不想去上班，即使去上班後也無法專心工作，一整天都在不愉快的情緒中度過。

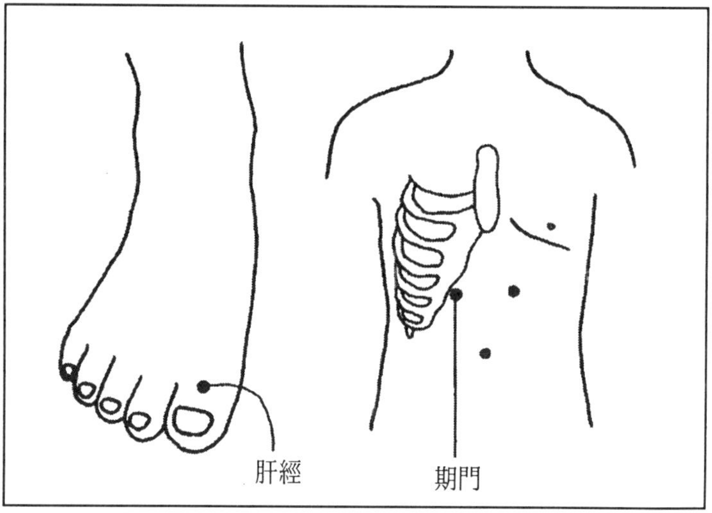

對付宿醉的穴道療法

肝臟的功能就是分解酒精中的有害物質，進而排出毒素。掌管肝功能的肝經通過腳趾頭的拇趾。因此，為防止宿醉，增加肝臟的解毒功能，可以刺激肝經，以提高肝臟功能。如果已經有宿醉的情形，也可以藉著刺激肝經的辦法，早點消除宿醉，恢復精神。

其刺激的方法是手指夾住雙腳拇趾的兩側，向拇趾根部的地方一邊旋轉，一邊按摩。力道要拿捏好，最好是覺得有一些些痛，或是感到很舒服的程度。腳拇趾趾甲下方的○・五公分處，用手指按按看，也會有很好的效果。

在乳頭正下方和肋骨下方交點的地方，有個安定肝功能的穴道，叫做期門穴。

如果覺得有點宿醉時，馬上用小指的指腹按住右側的期門穴，一定會見效。

●如何預防宿醉

避免宿醉的方法——

①喝酒前吞一個生蛋或喝牛奶。

②剛開始喝的時候，吃點油脂性的食物墊墊肚子。

③配酒的菜餚，儘量多為動物性蛋白質，以保護肝臟。

④在喝酒時，可以將腿部先弄涼，因為這樣可以利尿以便早點排除酒精，第二天也就不容易宿醉。

⑤敲敲後頭部，或在廁所時扭轉一下腰部，可以幫助酒精早一點通過腎臟。

●其他的宿醉消除法也應知道

如果第二天早上仍有醉意——

①早上洗個熱水澡、流流汗，可以幫助酒精成分早點分解。

②碎蘿蔔泥可以促進消化，早點消除宿醉。

③吃柿子可以利尿，藉著排尿來分解酒精成分，使宿醉早一點恢復。

④為了讓體內的酒精成分早點排出體內，可以多喝水，例如，將梅乾加入熱水或茶裏，或是茶裏加少許的鹽巴，或是開水內加些檸檬汁、蜂蜜等，這些茶水可以達到利尿的效果，便於排出酒精成分。

再怎麼說，不要喝過量的酒，才是防止宿醉的不二法門。因此，自知自己的酒量是很重要的。

肝臟病

易得肝病的時代

在右肩胛骨的下方，與腹部的交界處，以雙手的手指試著壓壓看，如果會感覺疼痛，就可能是肝臟功能上有問題。如果是有硬塊出現，其症狀可能是更加嚴重。

在這個社會，勤奮工作的勞動者，許多因肝病而一個接一個地倒下。二十一世紀幾乎可說是肝病的天下。

肝臟被稱做「沈默的內臟」。那是因為肝臟的韌性很強，稍微有一點毛病，是看不出有什麼症狀。即使是肝機能中有五分之一強的機能衰弱現象，還是能很正常、很健康似地照常工作。也就是說，肝臟的恢復力極強，有了毛病也不會有什麼徵兆。只是，一旦發病後，就不好治療。即使是治好了，還是很容易再犯，這是肝臟的特徵。所以，很多人等到發病了才來治療，那就太慢了。

肝病的種類有很多，包括肝炎、肝硬化、肝癌。照比例計算，每五十個人中，就有一人患有肝病。肝病會惡化下去，如肝硬化就是肝炎惡化來的。

肝臟是掌管人類代謝作用的重要內臟，這些代謝作用包括解毒、生產、蓄備等現象。小小一個肝臟，便要做一個大化學工廠的工作，負擔可說是相當重的。

所以，在這豐饒富裕的生活裏，吃過多的美食佳餚，只是徒增肝臟的負擔，增加罹患肝病的機會。

急性肝炎應及早接受治療，否則等到變成慢性肝炎的時候就不好治癒。如果已

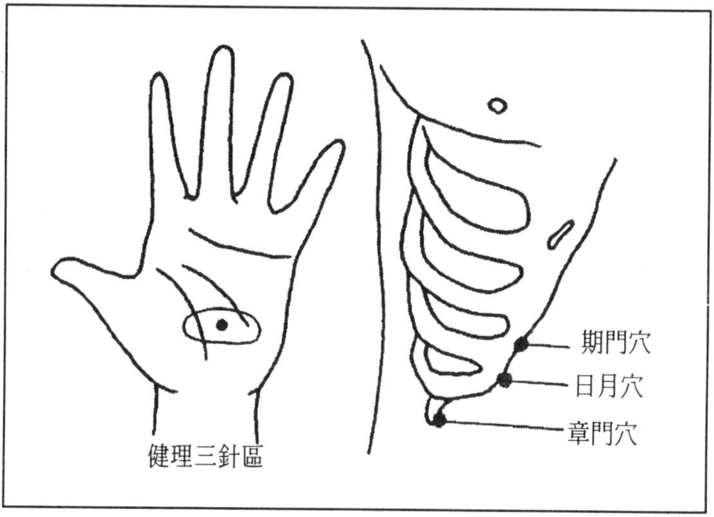

成慢性肝炎時，要特別注意養生之道，免得又成為肝硬化。

對付肝病的穴道療法

對於肝病，在手掌凹陷的中央有個「健理三針區」。用手指頭，或是五～十根的牙籤束用力按壓，刺這個地方，以促進血液循環，能強化內臟功能。不但對肝臟有很大幫助，對心臟、胃腸等疾病也能早點治好。

另外，利用溫灸法或香菸、吹風機等溫灸療法來灸治腹部的期門穴、日月穴、章門穴等，對於肝病也很有效果。

期門穴在第九根肋骨的前面，被當作

是肝經（肝臟的經脈）中最重要穴道。所以，刺激這個穴道能強化肝臟機能。

日月穴在第九根肋骨前端的附近。離期門穴約〇．五公分處。

章門穴在最後二根肋骨的端點。

這三個穴道的連線，剛好是胸骨交接處和肋骨邊的連線。

預防肝病

要預防酒精性肝炎的發生，最重要的是要控制酒量。那是為了讓肝臟休息。每週最少一天禁酒，可以的話就一週二天。酒量的標準不一，大概是：啤酒二大瓶，清酒約一八〇cc、威士忌二～三杯。

而且，喝進肚子的速度要慢一點比較好，速度愈快愈容易增加肝臟的負擔。因為肝臟要分解一八〇cc的酒精需要花上二個鐘頭。

對於一個肝病病患而言，飲食習慣和正常規律的生活是左右病情最大的因素，所以，依專家的指示來選擇適當的調養生活很重要。

似乎患有肝病的人多為食量大、愛喝酒和吃東西快的人。個性也多為急躁、沒有耐性、倔強的人。所以，在平常生活中保持良好的心情也很重要。吃飯的時候要細嚼慢嚥，而且不要吃太多。

肝病患者要儘量避免吃肉類、油膩的魚肉、酒類、刺激物、醋類，有白砂糖和糖添加物和食品添加物的加工食品。

精力衰退

壓力和過分勞動使男性的精力衰退

沒有精力，無法勃起等性機能的衰退，與女性的冷感症一樣困擾著男性。

精力和性慾有密切的關係。男人的性慾在二十五歲時最強，其前後五年內也很強。過了三十歲後就漸漸減退。

要有健康的身體才會有精力。如果有什麼疾病，精力也會減弱。然而，精神上的壓力，或是怕懷孕、環境等，也會影響到精力的減退。

性慾的減退和荷爾蒙的分泌有很密切的關係。調節男性性機能的是男性荷爾蒙，這荷爾蒙是由睪丸和腎臟上的副腎臟腺皮質分泌的。

男性荷爾蒙分泌於副睪丸和陰莖之間的輸精管，有幫助精子發育的作用。在陰莖勃起時，海綿體的特殊血管組織會充血，男性荷爾蒙和神經系統亢奮，只要一點點刺激就會勃起。

如果精力來源的男性荷爾蒙，因某個原因而分泌不足時，就會造成陽痿。

性慾減低的情形，多發生於中年和老年。然而運動不足、精神壓力，或是過於勞累，都會造成精力不足。這時，副腎皮質和睪丸的分泌量也會不足。

所以，為了增強精力，必須活化男性荷爾蒙的分泌，也就是副腎皮質和睪丸的分泌。

治療精力衰退的穴道療法

若非疾病引起的精力衰退，而是精神壓力、機能老化，或是為了增強精力，可以利用穴道療法。

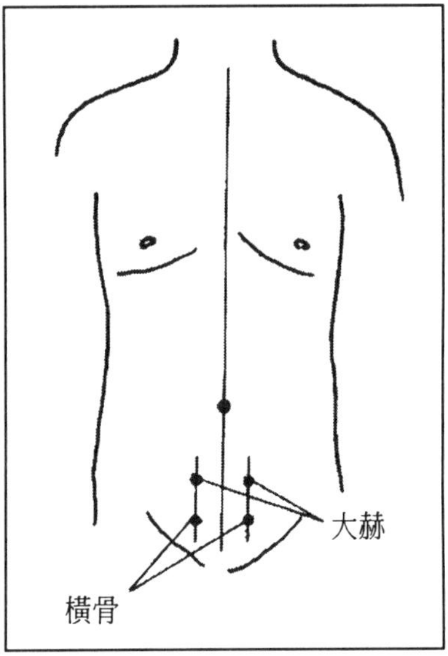

這種方法是先刺激能加強分泌男性荷爾蒙的橫骨穴。橫骨穴位於腹部下方，恥骨上緣離中央〇．五公分之處，左右各一。

其次是提高勃起力的大赫穴。這個穴點對於陽痿的人很有幫助。被當成是陽痿的特效穴道。能改善精力衰退、陽痿等現象。

大赫穴在橫骨穴上面一公分處。

可以用大拇指按摩這左右四個穴點（二個大赫穴，二個橫骨穴），或是用溫灸療法在每個穴點處刺激十～十五次。

在腰部腎臟的附近用溫灸灸治二、三分鐘，如能用手在腹股溝的地方搓揉按摩，會有效果。

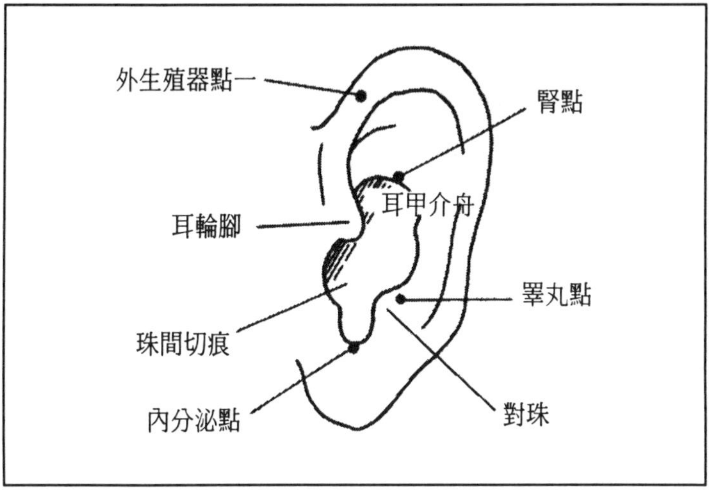

能提高性慾增強精力的耳朵穴點

在耳朵有四個能提高性慾，增強精力的穴點，①外生殖器點一，②睪丸點，③腎點，④內分泌點。

①外生殖器點一　位於耳朵上面的前部分，在耳朵和鬢角接合的耳廓上。是可以強化男性性器官機能的穴點。

②睪丸點　在耳垂上「對珠」鼓起部分的內側（沒有面對外面的地方）。這個穴點也能提高男性性器官的機能。

③腎點　在耳輪腳斜上角的甲介舟上。這個穴點能防止性機能老化，提高生殖機能。

④內分泌點　在耳垂上面，靠近珠間切痕的內側。這個穴點不但能促進男性荷爾蒙的分泌，也能促進女性荷爾蒙的分泌，並提高性機能。

每天二～三次，用小指尖或棉花棒前端輕輕擦擦，一個穴點約一分鐘。會產生好的效果。

兩腳的腳趾（特別是大拇趾和第二趾）的屈伸運動或是按摩大拇趾，都有強精、強壯的效果。

效果驚人的金鈴法

對於增強精力、早洩、陽痿等，有一種效果特別好的方法，叫做金鈴法。

①洗澡時，伸開腿部坐在浴缸裏，用單手將整個睪丸完全握住。

②輕按睪丸約五十次。

③等到陰莖稍稍勃起時，用雙手握住陰莖，慢慢地上下輕輕按摩。

最古的性書《素女經》中記載：「不要漏精」是長生不老的第一竅門。

所謂「不要漏精」的意思，並非在性交中絕對不要射精的意思，而是依年紀的增大，為了保持健康，必須適度的射精，避免太多的洩精。

特別是在精子不是很充足，或是很疲倦的時候，每五、六次的性交中，約有一次不要射精，這樣可以增強精力，避免精子的耗費。

然而，事實上要做到不要射精，是相當困難的，因此，在這裏介紹一些訣竅：

①當自己覺得快要射精時，馬上用左手的食指和中指按住自己的會陰穴，深吐一口氣，咬住牙根忍耐住。會陰穴在陰囊和肛門的中間。

②用腰力拔出陰莖，停止性交。這時要抬起頭，睜開眼睛，像是在環顧天花板或其他東西似地。

③縮小腹，深呼吸。

脫毛症

為什麼會掉頭髮

頭髮受精神上的影響相當大。例如，在生氣時毛髮會豎直、遇到恐怖的事物，毛孔會張開，甚至還有一夜之間頭髮變白等。

最近年輕人得脫毛症的例子似乎很明顯急增。

這和西化的飲食、洗髮不當或頭髮保養不當有相當的關係。但是，最主要的原因還是遺傳和精神上的壓力。這種精神壓力造成年輕人的脫毛症，是最近二十～三十歲的人最常見的。

對於這一點，從漢方醫學來分析，就很清楚了。漢方醫學加入了天地萬物基本屬性的「五行說」。認為人體要五行相互的調和（五臟的調和—肝木、心火、脾土、肺金、腎水），才能擁有健康，如果這種調和遭到破壞，就會生病。

依漢方醫學的原著《內經》，來應用於身體的各部分。

依其分類，髮是屬於「腎水」的部分。因此，精力衰退時，尿液異常時，害怕時，冷時，鹽分不夠或過多時，都會使頭髮乾澀，多掉毛和分岔、頭髮也沒有光澤。

如果調和好五行中的「腎水」，頭髮的情況也會轉好，能保有長而順的頭髮，頭髮也就不會掉了。

水	金	土	火	木	五行
腎	肺	脾	心	肝	五臟
膀胱	大腸	胃	小腸	膽	五腑
恐	憂	思	喜	怒	五志
寒	燥	濕	暑	風	五惡
黑	白	黃	紅	青	五色
鹹	辣	甜	苦	酸	五味
腐	腥	香	焦	臊	五香
耳	鼻	唇	舌	眼	五根
髮	呼吸	乳	毛	指頭	五支
骨髓	皮毛	肌肉	脈	筋	五體
呻吟	哭	歌	笑	呼	五聲
唾	涕	涎	汗	淚	五液
顫慄	咳嗽	打嗝	憂	握	五變
精志	魄	意志	神	魂	五神
冬	秋	立秋前 18 天	夏	春	五季
北	西	中央	南	東	五方

●國人稱毛髮為「血餘」的理由

自古以來，國人稱毛髮為「血餘」，認為毛髮是血氣的產物，因為毛髮是身體的一部份，和血液有著息息相關的直接關連，如果沒有足夠的血液，是無法長出毛髮的。

現代醫學也證實了毛髮的養分是從血液輸送來的。

因此，鬱積壓力會造成微血管的血液輸送不良，會造成毛髮荷爾蒙不足等循環不良，進而形成掉毛髮的現象。

最近在報章雜誌或電視等常見到「針灸治療脫毛症，一試見效」的廣告。那是利用針灸的方法，促進微血管和皮膚等循環代謝，使微血管擴張，血液流通順暢，充分給予毛髮養分和氧氣。

預防脫毛症的穴道療法

刺激與頭髮有關的穴道，能預防脫毛症的發生。

●刺激頭部的百會穴

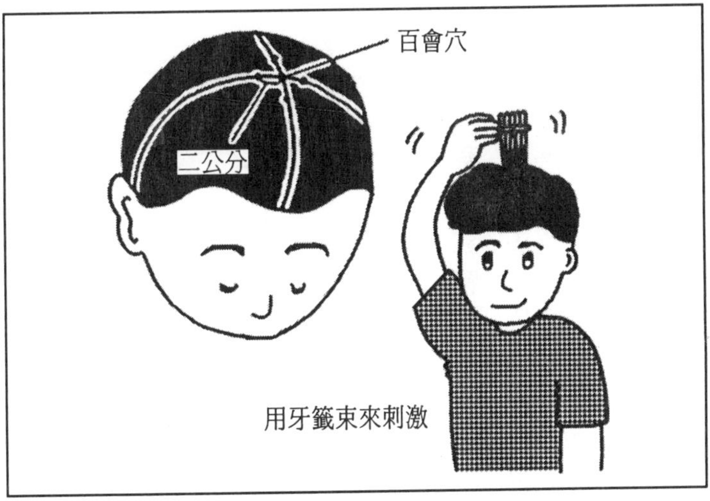

頭部有許多穴點，其中的百會穴能促進頭部的血液循環，使血液運行通暢。

用橡皮筋圈住十支牙籤，輕刺百會穴。這時候要注意力量小一些，不要弄破頭皮而流血。除了在頭頂的百會穴外，也可在頭髮光禿的地方多刺幾下。也可以用香菸或是溫灸來灸治，會更有效果。每天一次，每次約二～三分鐘。

還有一種方法是以百會穴為中心，做頭部按摩，也對「脫毛症」有預防的作用。

頭部按摩法如下——

①兩手除大拇指外的四根手指頭相互交叉重疊，在百會穴及其前後、左右各十次來回按摩。

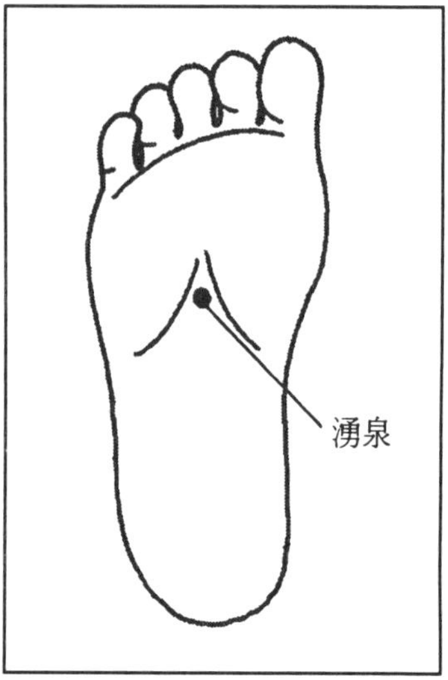

②用手指按壓百會穴前後，左右各二公分的距離處，一共是四個地方。

刺激腳趾和腳底

仔細地按摩，揉搓腳趾的五個趾頭，不但可以提高內臟機能，促進經脈和血液的循環，還能消除壓力。當然，還能夠預防脫毛症。

腳底凹陷中間略靠腳趾頭的地方有個湧泉穴，和頭髮的組織有密切的關係。事實上，湧泉穴也是腎經上的一個穴點。由此可見，腎臟和骨骼、荷爾蒙、毛髮均有關連。刺激湧泉穴可以提高腎臟機能，並促進毛髮的生長和發育。不論是赤手或是用高爾夫球，都可以達到刺激的效果。

●對頭髮有好處的食物，和有不良影響的食物

為了確保毛髮良好的生長發育，含硫的蛋白質和碘質是很重要的。蛋類、豆類和魚類，多含有硫的蛋白質、海藻類則含豐富的碘類。

另外，鈣質和維他命C能安定神經興奮的現象，消除壓力。含豐富鈣質的食物有乳製品、小竹筴魚、沙丁魚乾、小白魚乾等，還有蘿蔔乾、小松菜、海藻類等。

為了預防脫毛症，應多攝食含豐富維他命B的食物，包括種子類、豆類、雜穀類（銀杏、山芋、棗類、核桃、胚芽麥等）。

即溶食品，含添加物的加工食品，砂糖、鹽、辣椒、酒精等，對頭髮有不良的影響，所以不要吃太多。

●防止掉髮及使髮質光澤的原則：

①在頸部後面經常地進行按摩。

②早晚在百會穴上給予按摩。

③經常保持頭髮的清潔。洗髮後要馬上擦乾，但洗髮的次數不要太過於頻繁。

④多吃龍眼乾。此類產品，以台灣出產的最為聞名，對頭髮相當地有益。

⑤飲用含有酵素的飲料。因為酵素可以促使體內分解無用的廢物排出體外，如

此一來不僅可以維護頭髮的健康，也可以藉此調整身體的狀況。

⑥控制飲食，不要吃太過於油膩的食物。

⑦多多攝取黑色的天然食物。如：黑芝麻、黑豆、昆布、海菜等。

壓　力

消除壓力法

最近「壓力」這個名詞常被提到。尤其是在這個變化多端，瞬息萬變的社會，配合工作和人際關係的複雜程度，壓力也跟著大了起來。所以，「壓力」成了精神急躁的代名詞。

由於精神壓力是大腦受到刺激而產生的，所以，大腦持續受到痛苦，悲傷等情感上的刺激，就會鬱積壓力。因此，大腦正下方的神經根部（叫做視床下部）受到刺激時，自律神經就會過度興奮。

結果就會造成壓力的累積等不良影響，產生各種不同疾病的症狀。所以，應在壓力的開始，就想辦法解除壓力，不要讓它鬱積，漸漸造成身體的不良影響。

解除壓力的方法很多，這視個人的情況而定。大約有下列三種類型：

休養型——利用宗教，或是茶道、社區大學的學習環境，轉移壓力的目的。

娛樂型——利用卡拉ＯＫ、高爾夫球、旅遊、遊戲，或是下象棋、圍棋等來消除壓力。

發洩型——逛街、講一通長舌電話來發洩壓力。還有的人大聲唱卡拉ＯＫ來發抒壓力。使得卡拉ＯＫ十分受歡迎。

不一定要參照上述的方法，也可以自己找出適合自己的方法來排除壓力。但無論如何，規律的生活是健康的關鍵。如果生活步調亂七八糟，會造成胃腸的毛病，甚至造成心臟的不良影響，這一點是大家都要清楚的要點。

在此要介紹的運動法，請務必赤腳於床上做。

首先用雙手將耳垂拉住，兩眼閉起來，一隻腿上舉，慢慢地往下蹲，保持姿勢約十五秒左右。過十五秒後，張開眼睛，回復原來站著的姿勢。

然後，另一隻腿也是重複同樣的動作。早晚各一次。

消除壓力的耳朵刺激法

壓力鬱積的結果，會使人脾氣變得暴躁、易怒。這也是因為神經呈興奮狀態。這時可以拉拉耳朵。趁這壓力還算輕微時就將其排除掉，每天可以利用時間拉個二～三分鐘，對解除壓力很有幫助。

方法是用拇指和食指夾住兩邊的耳朵，稍微用力地向上、中、下、橫向拉扯。

然後將指尖置於後腦部，兩手手掌將整個耳朵往前蓋住，堵住耳朵的洞，置於腦後的食指將中指往上彈開，利用這彈開的力量叩敲後腦部，以達到按摩的效果。這個方法可以同時按摩到耳朵後面的穴道和後腦部。

後腦部集中了十二經脈的陽經。國人一般認為人體裏掛了一種像絲一般，卻又看不見的東西，而後腦勺是它們的集中點。這種像絲的東西叫做經絡。而經絡上都有穴道。經絡分為陰、陽二種，陽是表面，活潑的意思。簡單地說，後腦骨內有很多活化體內活動的穴道。大約刺激三十下左右。

消除壓力的穴道療法

①用食指或中指按摩頭頂中央的百會穴三十下。百會穴和耳朵一樣，有安定大腦和精神作用。

②按壓手腕上的神門穴和腳踝上的解谿穴約七下。但請先按摩左手腕和左腳踝。神門穴解除精神緊張的穴點，解谿穴則有消除心情憂鬱的作用。按摩這二個穴道可以安定情緒。

③用雙手的拇指丘（拇指根部和手腕相連的一塊厚肌肉），壓住前額髮際處，沿著髮際慢慢向後面移動，一共二十次左右。

頭部中央的督脈，在它兩旁有膀胱經和膽經經過。由於腦部相當容易疲勞，所以可以利用穴道刺激法來消除疲勞、重振精神。

有很多人實在找不到穴道，在此介紹您一個要訣，只要輕輕地按壓，會感到有一些些痛，或是覺得很舒服，這個地方就是一個穴點。如果要求毫無錯差，弄得緊張兮兮的，反而會造成壓力。

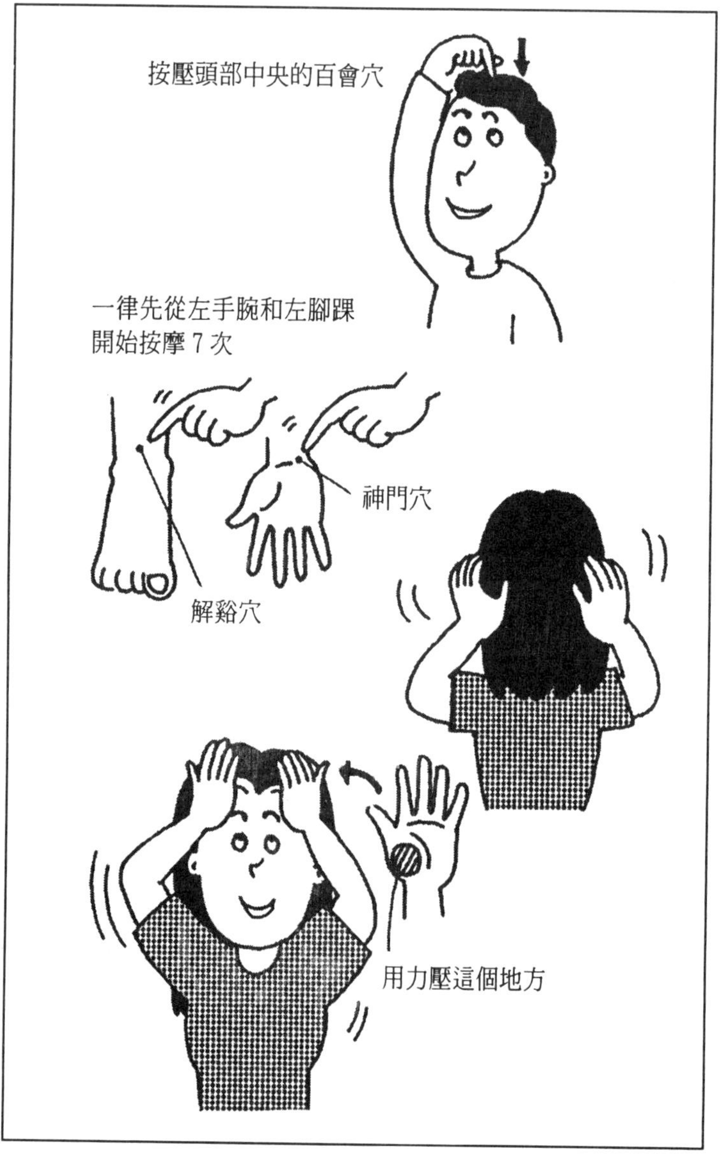
按壓頭部中央的百會穴
一律先從左手腕和左腳踝
開始按摩 7 次
神門穴
解谿穴
用力壓這個地方

日常生活須知

為防止壓力，在日常生活中要注意生活起居的正常，不要過於勉強自己。優裕的生活方式是防止壓力的秘訣。

以下是防止壓力應嚴守的規範，致力於壓力的排除。

①定期做健康檢查。早期發現壓力引起的疾病，早期治療。

②適當地運動。每天約做三十分鐘以上的運動。運動對人體的健康是非常重要的。

③充足的睡眠。人經過一天的勞動，至少需要六小時的熟睡才恢復疲勞。因此，要有適當的運動，才會熟睡。

④飲食均衡。蛋白質、脂肪、碳水化合物、維他命、礦物質等五大營養是人體所須。為了能均衡獲得各種營養素，每天最好能攝取三十種不同的食物。均衡的營養不但能增加身體的抵抗力，也能預防壓力引起的疾病。

⑤注意不要讓腿部和腰部受涼，因為腿部和腰部一旦受涼，會導致荷爾蒙不調

和。

⑥和親朋好友保持良好的關係。由於工作環境的關係，很多人都沒有什麼朋友，孤零零的一個人。這容易造成身心的障礙。

⑦保有幽默感。幽默感有助於心情的轉換，能排除壓力。

⑧避免過於緊湊的事情安排。不要太勉強自己做任何事情。也不要事情累積到萬不得已，一定要解決的時候才開始做，能及早做就及早做完，讓自己有充裕的時間來做準備。

⑨注意生活上的變化，例如「家人、親戚生病或死亡」、「工作地點變更」、或是搬家等，都會有一些心理壓力。所以如果有這種類似的狀況時，要特別注意。

⑩讓生活充滿趣味與活動。運動、釣魚、圍棋、象棋、打麻將、聽音樂等，都有助於壓力的排解。

以上介紹的各種方法，不一定適用於每一個人。為了不要鬱積壓力而生活，自己應找出適合自己排解壓力的地方及方法。

周遭的朋友溫馨的支柱，可以輕減壓力。獨處的時候雖是必要的，但也不要太過孤僻，那反而更加危險。

感　冒

被稱做「萬病之源」的理由

「感冒為萬病之源」，是從早以前就被認定的。感冒雖常被認為只是輕微的小病，但只要稍微不留意，或是沒治好，會有意想不到的併發症，所以，還是不能大意。平常便要照顧自己的身體，不要讓自己感冒了，萬一不小心感冒，要趕緊治療，不要讓它惡化下去。

感冒是因為戶外的冷空氣、寒風、濕氣等，造成輕微的呼吸道症狀。例如鼻傷風、喉嚨傷風等，其症狀為鼻黏膜腫脹、發熱、會痛、流鼻涕、頻頻打噴嚏，嚴重時會喉嚨發炎、喉嚨刺痛、咳嗽。如果再惡化下去，會造成支氣管炎或肺炎。

其伴隨的症狀還有頭痛、發燒、肌肉酸痛、關節痛、感到全身倦怠。一般會

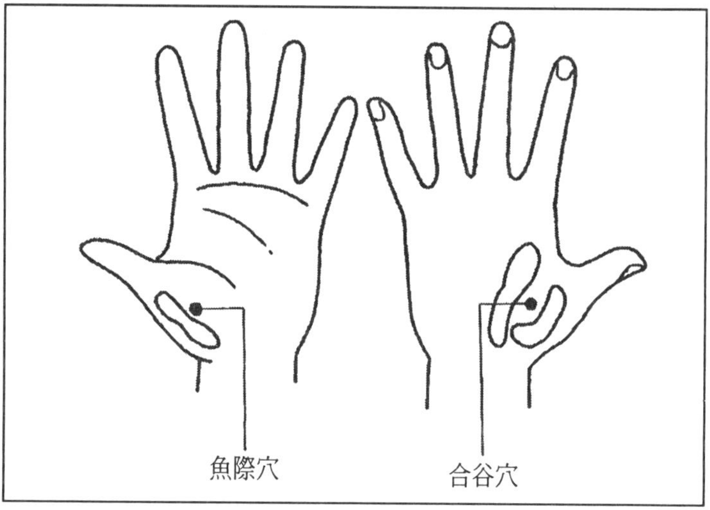

持續七～十四天。在感冒的這段期間內，最重要的是靜養和保暖。事實上，至今還沒有最直接有效的藥物。一般所說的感冒藥，只是能減輕感冒的症狀罷了。

治感冒、咳嗽的穴道療法

合谷穴對喉嚨痛、咳嗽、流鼻水等症狀很有效。這個穴道也和大腸的工作很有關係。另外，提高呼吸器功能的魚際穴，在手掌邊，剛好是合谷穴相反的位置。

經常按摩這二個穴道，可以預防並治療傷風感冒。

按摩的方法是用拇指和食指夾兩邊的穴道，上下用力夾住按摩，這可以促進大腸和肺臟（呼吸器）的機能，自然也就能減輕感冒的症狀了。

一有傷風感冒的徵兆就使用「腰湯」法

有一些感冒徵兆的時候，可以用「腰湯」法，然後馬上睡一覺，就會早一點恢復。

其方法如下——

①將溫水（約三十八度）倒入深槽的盥洗具或小桶內，兩腳放進去。

②再加一些熱水，大約加到攝氏四十二度～四十三度時就可以了。這時候請小心不要燙到自己。

③等到熱水涼了，再加一些熱水，如此反覆泡十～十五分鐘。

④最後把腳擦乾，趁剛暖和的時候趕快上床睡覺。

下痢

下痢也有因壓力引起的

下痢是糞便中水份含量增多，糞便很軟稀，呈半液態或液態狀，有的時候像水一樣。

引起下痢的原因大多是食物中毒，暴飲暴食，過敏性體質，急、慢性腸胃炎。特別是夏天時喝太多冰水、果汁等，肚子受涼，是夏天感冒常見的症狀之一。知道原因時，就必須趕快對症下藥。

但是，有的人下痢原因不明，消化器系統的檢查也沒什麼異常，卻常常下痢，而且最近這種情形有明顯增加的趨勢。這是由於精神壓力或不規律的生活所引起的神經性下痢。最典型的代表是「過敏性大腸症候群」。

「過敏性大腸症候群」的症狀是大腸的緊張和蠕動增加，使水分和黏液的分泌也增加了。

這種暫時的經驗大家都知道，例如考試前拉肚子，旅行時便秘、下痢、受寒冷的刺激而下痢、肚子痛等。這些狀況不只是在考試前或旅行時才會發生，在日常生活中經常會發生，這是「過敏性大腸症狀群」的特徵。

排便的異常情形有下列三種：①便秘時，②下痢時，③便秘和下痢同時發生時。③的情形似乎很多，便秘時會有像兔子的糞便或是像鉛筆一樣細的糞便，剛開始硬的糞便，等到硬的糞便拉完後，接著就開始下痢，糞便像水一樣。隨著排解糞便，肚子痛的情形也跟著漸漸消失，而覺得舒服一些。

肚子痛的地方多為不明確，部位也不一定，但多為左下腹。其中若有像腹絞痛那樣嚴重的疼痛，依部位的不同而可能是蟲垂炎或膽囊炎，其特徵是排便後或放屁後會覺得較舒服。

有的是吃壞肚子，或是月經時肚子不舒服。還有一種「氣體症狀群」那是因為吞下太多的空氣，使小腸內積了許多氣體，覺得腹脹或是放屁、腹鳴等。

肚子痛通常在起床後、吃東西後、或排便前發生。有的在外出時，搭交通工具時，考試前會有便意，或是肚子痛。肚子痛的時機和場所都不一定，但休息和睡覺時會較舒服。有的肚子痛時也會吐，一直想上廁所，上完廁所後還是覺得想上。

這種過敏性的下痢，大多為內向個性，女性、性情憂鬱的人，也就是較不會紓解壓力的人容易患的毛病。

對付下痢的穴道療法

停止下痢最有效的穴點是梁丘穴。這個穴點對於急、慢性下痢很有幫助外，還能止胃痛。刺激梁丘穴可以緩和小腸的過度蠕動，調節正常的狀態，治療下痢。

梁丘穴的位置在大腿外側，在膝蓋上面一點的地方。所以，有點想拉肚子時，用手輕按梁丘穴，可以減輕一些疼痛。

可以用小指指腹（手做握拳狀），或是口紅蓋（鈍的那一邊比較好），在梁丘穴的地方反覆按摩十～二十分鐘。按完之後腹痛會漸漸好轉，下痢的情形也會消失。

或是用吹風機、香菸、灸條等溫灸法來刺激梁丘穴二～三分鐘，也會有不錯的

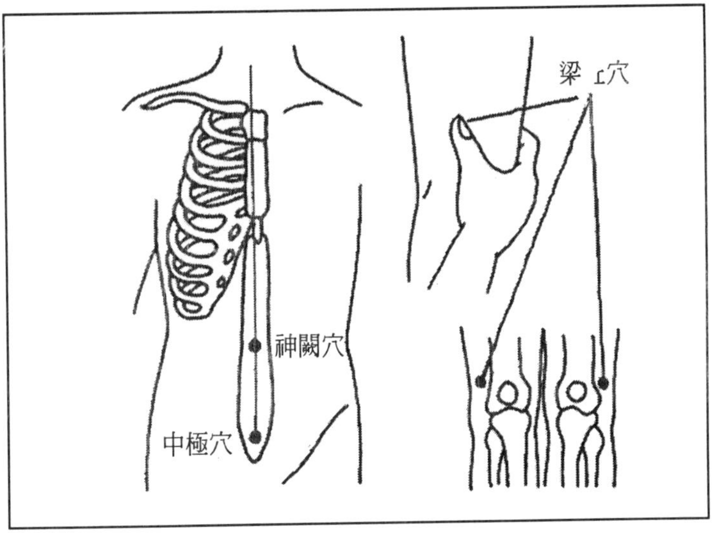

效果。

另外，在肚臍上有神闕穴的穴點，其字面上的意思是「神所棲息之地」。因為肚臍直接和腹膜相連，用力按壓、刺激可能會有危險，所以用溫灸法比較適當。

其方法是用紗布或手帕蓋住肚臍，撒些鹽巴，把它弄平，中央放一個和大豆一般大小的藻類，並點火，在藻類還沒燒完之前，再加一些艾草。如果熱得無法忍耐時，就拿下來，還不是很熱時，再加些艾草並點火。如此反覆五～六次，肚子溫暖後，下痢和肚子的情況也會改善。

扁桃腺炎

會有什麼症狀

扁桃腺炎是扁桃腺或其周圍發炎，使得吞嚥困難的一種病變。扁桃腺發炎不但吃東西、喝東西時會痛，就連吞口水都會痛。

其症狀為發燒（三十八℃以上），覺得畏冷（因為發燒，所以會覺得很冷）、發抖（顫抖）等。而且由於喉嚨很痛，根本無法吃東西。不但如此，還會四肢關節疼痛、頭痛、全身倦怠。

慢性扁桃腺炎是因為急性扁桃腺炎一再地患，使得扁桃腺的腺窩裏常匿藏著病原菌（連鎖球菌、葡萄球菌、肺炎球菌等）。只要身體抵抗力一差，病原菌就開始繁殖，造成急性扁桃炎。一年之內幾次的急性扁桃腺炎，就會轉成慢性扁桃腺炎，如果剛好又感冒或太過勞累，就會發病。

扁桃腺炎犯太多次，容易導致腎炎和睪丸炎，因此必須相當小心。

扁桃腺炎的穴道療法

在手背大拇指和食指根的部分，有合谷穴，能有效地治療扁桃腺炎。用拇指或五～十根的牙籤束，或是髮夾等，經常按摩，刺激這個穴點，可以達到效果。

或是用溫灸療法（溫灸條、香菸、吹風機等），在這個穴道上刺激二～三分鐘，可以消除扁桃腺炎的疼痛。刺激合谷穴對口腔內的許多毛病有減輕的效果，請各位試試看。

提神醒腦按摩法

扁桃腺紅腫的人，一定要常做「提神醒腦按摩法」，其順序如下：

①雙手手掌相互摩擦三十下，使其產生溫熱及靜電。

②再將手掌放於前頸部，稍微施力，往返左右兩邊，頸部經按摩而變紅。這樣可以將頸部內的充血誘導致外部，揉散瘀血，使血液循環良好，發炎的部位也會漸

漸好轉。

牙周病

牙周病產生的不良影響

大家都知道，咀嚼東西是人類的本能，但是，最近這種能力漸漸地萎縮。因為咀嚼得不夠，使得下巴萎縮，而造成牙周病或顎關節症等成人病，似乎也已曾發生在小孩子身上。

這和不常使用手腳會使手腳的機能衰退，是相同的道理。如果不常做咀嚼運動，給予下顎物理刺激，會使下顎縮小，牙齒排列不齊。

最近盛行的早餐，像是軟麵包、湯、果汁等，這些東西使我們的咀嚼能力漸漸喪失，使我們養成不必太過咀嚼的習慣。咀嚼少，下顎也就較不發達。

事實上，咀嚼能力並非人類與生俱來的。而是在長乳牙的時候牙齦會癢，然後就會咬東西，藉著咬東西的行為，牙齒和骨骼間的齒根膜組織就漸漸發達，支撐牙齒的組織也就強健起來。齒根膜強健之後，下顎骨也就跟著強健起來，然後就有了咀嚼的能力。

因此，在乳牙的發育階段，若沒有正確的咀嚼方法，就無法幫助下顎骨的發育，那可能就會變成沒有咀嚼能力的人。

若沒有好好地咀嚼東西，就不可能會有健康的恆齒，也就容易患牙周病和顎關節症。

我們的牙齒是靠槽骨（下顎骨）固定住，靠齒根膜施予彈性。牙齒和牙齦間並非一點都沒有空隙，而是有一條小小的溝。如果不常刷牙，沒有保持口腔清潔，在這個牙溝內就會聚滿牙垢和結石，牙垢就好像是牙齒的污塵，聚集了各種細菌，這種牙垢石灰化後就變成固體，就叫做牙結石。

如果牙垢的細菌侵蝕到牙齦，造成牙齦呈紅紫色，腫脹，就叫做「牙床炎」。

如果牙床炎再惡化下去，牙齒和牙床間的溝渠就會漸漸加深，細菌就會侵犯牙根的地方。如果再不管它最後就會侵犯到齒槽骨，牙齒就好像要被拔下一樣，這就叫做牙周病。

所以，簡單地說，牙周病就是牙床炎惡化的結果。

牙根的地方包圍了許多神經，這些神經都和腦部相連繫。就跟運動手部一樣，咀嚼牙齒也能發達腦部細胞。

腦部蒐集的資料愈多，愈豐富，腦部就會發達。

反過來說，咀嚼運動不夠徹底，會影響到腦部的發育。而且，咀嚼運動能預防癌症和防止肥胖（仔細咀嚼食物可以早一點提高血糖，然後就比較早一點覺得吃飽了，這麼一來也就不會吃過量的食物）。

所以，慢慢咀嚼食物有很多的好處：促進血液循環、預防腦中風、預防脫毛症，而且還能促進健康及美容。

牙齦鍛鍊法

經常做「牙齦鍛鍊法」可以強健嘴巴周圍的肌肉、顎骨和牙齒，使口腔不易患牙周病和蛀牙。

牙齦鍛鍊法：緊閉住嘴巴、上下排的牙齒相互咬合，但請不要張開嘴巴。如此重複咬合一百次。最好是咬用力一點比較有效。但請不要咬到舌頭。

牙周病的穴道療法

合谷穴在手背上，對於口腔疾病有不錯的效果。它在食指和拇指銜接的底部處，用力一壓，覺得很痛的地方，就是合谷穴的所在。

可以用拇指或是一根、數根橡皮圈圈起來的牙籤束，或是髮夾等，用力地按壓合谷穴，刺激到稍微覺得有點疼痛的程度。但是要小心不要弄破皮膚，或使微血管流血。經常這樣刺激，可以緩和牙周病和蛀牙的疼痛。特別是半夜裏，牙齒像是被針一扎一扎地疼痛時，可以試試看這個方法。

預防牙床發炎的按摩法

以下介紹的「牙床按摩法」，對於去除牙垢，治療牙床發炎，有很多效果。其方法是：

①牙齒和牙床交接的地方，將牙刷呈四十五度角，讓牙刷的刷毛能清除牙齒和牙床間的交縫。

讓牙刷呈四十五度角，幾秒內前後動。

②一次刷二～三顆牙齒，不論是裏面或表面，都要用同樣的方式，有耐心地慢慢刷。

●鍛鍊牙齒的方法

①牙刷的毛要選質地軟一點的。

②理想的情況是每天三餐後，三分鐘之內要刷牙。

③平常避免用嘴巴呼吸。因為這樣睡覺時牙床會很乾燥，一乾燥就容易發炎。

④韮菜、艾蒿、蓮藕、牛蒡、紅蘿蔔、蔥、大蒜、洋蔥等，對牙床很好，可以儘量多吃一些。另外，要少吃甜食，多吃一些有鈣質的食物。

耳鳴、重聽

為什麼會耳鳴、重聽

平常便常常耳鳴或重聽，可能是由某種疾病引起的。除此之外，大多是一種老化現象。

在中國醫學裏，自古便有「從耳朵看腎臟」的說法。意即腎臟和耳朵，有一條肉眼看不見的管道相連著，腎臟機能不好時，會從耳朵反映出來。

而且，中國醫學還認為腎臟是掌管人體生命力、體力和精神的內臟，如果沒有精力、活動力，就叫做「腎虛」。腎臟機能會隨著年紀增大而逐漸衰退。這就是為什麼上了年紀的人會耳鳴的緣故。

一般說來，耳鳴和重聽是因為外耳或中耳有了障礙，聲音傳進內耳的效率不好，致使無法完全聽見，而造成重聽或耳鳴。或是由於內耳或聽覺神經有了毛病而引起的。

另外，並不一定是直接和耳朵有關，才會造成耳朵異常，例如血壓異常、更年期障礙、糖尿病、神經衰弱等，也會有耳鳴的現象。

有不少人在半夜有耳鳴發生時，根本無法入睡，致使睡眠不足。

耳鳴雖不會直接威脅到生命，卻會使患者陷於痛苦之中。

耳透按摩法

耳朵前面和臉頰交接的地方有耳門穴、聽宮穴、聽會穴等穴點，在後面則有顱息穴、瘈脈穴、翳風穴、安眠穴等穴點。

這些穴道對於耳鳴、重聽、中耳炎的預防和治療很有幫助。因此，經常按摩這些穴點，有很大的好處。

耳透按摩法的方法如下：

①兩手的食指和中指相互搓揉（全部的手指也沒有關係），搓揉大約三十下，便其有微溫感。

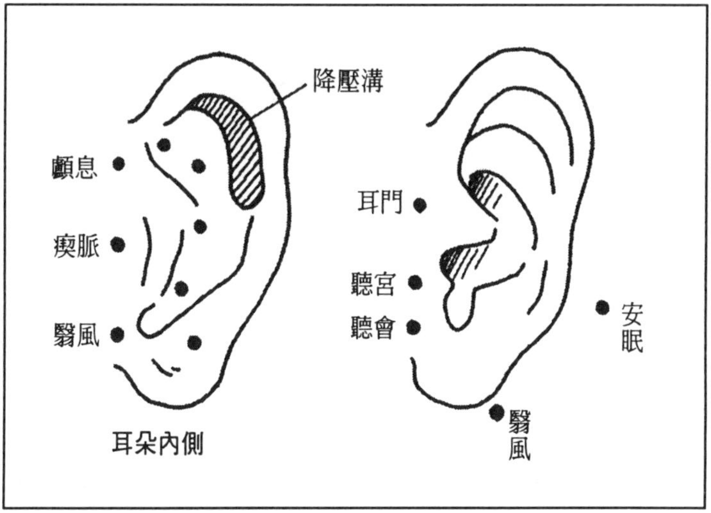

②雙手的食指和中指夾住兩邊耳朵，指腹在耳朵和頭部銜接的地方上下按摩約一百次左右。

③再將指尖放置於後腦部，用雙手手掌蓋住耳朵的洞，食指將中指彈開，利用這彈開的力量按摩後腦，約一百次左右。這種方法稱做「鳴天鼓」。

事實上，後腦骨內匯集了十二經絡的陽經，而且也是小腦的所在位置。因此，經常做「耳透按摩法」可以使頭腦清晰，提高記憶力。特別是在早上起床後，或是疲倦的時候做這種按摩，會有更明顯的效果。

如果是壓力引起的耳鳴、重聽，平常

也可以耐心地用這種方法試試看。

●利用下顎運動治療耳鳴

一面用手指指壓耳垂下方的翳風穴，一面運動下顎，會使耳朵的血液循環順暢。一次約施行三分鐘，其效果相當好，並可同時減輕耳鳴症狀。

減肥是美麗的第一要素

根據調查，女性百分之九十都自覺太胖，曾經一度嚐試節食。不過在糧食豐富，生活品質提升下，人的意志力過於薄弱，怎麼也瘦不下來。

肥胖是體內屯積了過多的脂肪。然而肥胖的原因不外乎是吃太多，或是運動不足。能量是維持生命、活動的必要元素。它的來源是以食物進入體內的碳水化合物、蛋白質和脂肪。

因此，體內消化吸收的能量，就靠運動等方式來消耗，如果有剩餘的能量，就變成脂肪屯積在體內，以當作儲備脂肪。

這種儲備脂肪只有在能量不足的時候，才有用到的機會。然而每天攝取過多的能量，還是一點一滴地變成脂肪儲存在體內。漸漸地屯積，到最後就成了像電話簿那麼厚的皮下脂肪。

我們常說：「太過肥胖是健康的敵人。」是因為太肥胖會造心臟的負擔。太過肥胖，心臟就要負擔這些多餘的脂肪，因為這些多餘的脂肪也要有血液的循環，心臟就必須以比平常更大的力量送出血液。再加上如果心臟本身也堆有多餘的脂肪，容易導致心肌障礙，如狹心症、心肌梗塞、心律不整等現象。

對於血管系統也有不良影響。所以，肥胖者多有動脈硬化、高血壓等毛病。除此之外，還會造成肝功能異常，因為多餘的脂肪如果屯積在肝臟，容易造成肝硬化。其他病變，像腰痛、關節痛、關節炎等，也是肥胖者常見的毛病。

肥胖的標準

由上述得知，留意自己不要過胖，是保持健康最重要的第一步驟。所以，有必要時時注意自己是否有無過胖。

測試肥胖的標準有「標準體重」。而這「標準體重」的計算方法有很多種，以下是最適用於東方人的方法。

男性的標準體重是身高減掉一〇〇，再乘以〇・九。女性的標準體重則是將身高直接扣掉一一〇。

但是這並非一成不變的，比標準體重多十%還算是正常，如果多十%~二十%時就要注意了。超過二十%就是過胖了。

預防肥胖的穴道療法

和肥胖有關的是甲狀腺、食道、脾臟三個部分。甲狀腺功能是分泌荷爾蒙，促進身體的物質交換；脾臟是扮演著破壞老的紅血球、生產淋巴球的角色，儲存血液、調節血液循環的量。這些都是對體重的增減有重大影響的器官。

有避免肥胖的穴點，在手心食指正下方沿著生命線的區域，叫做「胃、脾、大腸區」。用力按壓這地方，可以使胃腸的蠕動遲緩，自然而然就達到控制食慾的目的。因此，可以在每餐餐前二十~三十分鐘前按摩二~三分鐘。

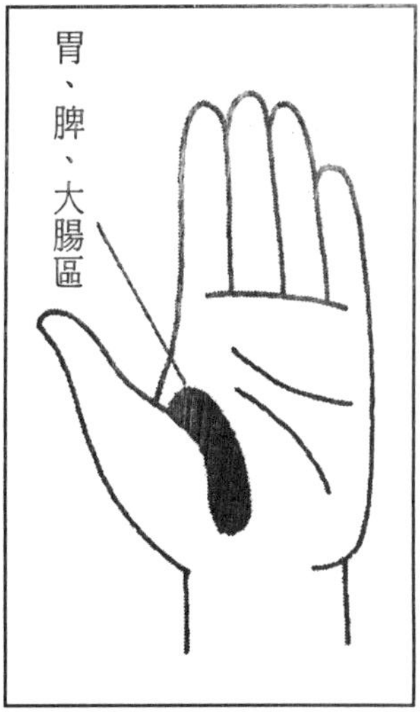

其刺激的方法是用手指用力捏這個區域，或是用牙籤、髮夾等按壓，如果是用撫摸、輕揉等溫和的方式，反而沒有什麼效果。

由於要用力地刺激這個地方，所以要注意不要弄破皮膚、出血等。

散步、節食

要達成減肥的方法，只有從食物和運動著手，雙管齊下，才有最好的效果。但是，節食要循序漸進，否則對身體有害。大概一個月減一公左右，最多不能超過二公斤，這千萬是急不得的。

散步、走路都是可以燃燒體內脂肪，強化全身肌肉的運動。走路是人類基本動作，不論是何人、何地、何時，即使是一個人也能做的運動。但為了提高運動效果，必須稍微大步，走快一點。速度大約一分鐘八十公尺。

走路運動不只是能燃燒體內脂肪，還能強化後腳跟、小腿肚和臀部的肌肉。而且由於雙臂擺動的關係，也能強化胸部和背部肌，加上背骨牽動背骨兩側的肌肉，使肋骨至恥骨的腹肌也運動到了。

由於走路可以促進全身的血液循環，所以能幫助疲勞來排出體外。這就是走路後覺得心情舒坦的原因。

為了達到美麗、節食的目的，可以試試看每天走一萬步。

節食的要點

⑴每天一定要吃三餐

為了節食，每天還是固定吃三餐（早餐、午餐、晚餐），而且不要養成吃零食和宵夜的習慣。特別要注意的是有些家庭主婦或是職業婦女常一邊看電視，一邊吃零食，或是朋友來訪，一邊吃些糖果、蛋糕，一邊聊天。這種「邊聊邊吃東西」是絕對禁止的。

其實省掉一餐也無所謂。老早以前，日本相撲力士們都只吃二餐而已。

(2)有效的晚餐節食法

晚上節食餐是煎魚、炒菜等都不要放沙拉油，這樣比較容易以能量的方式消耗掉，不會屯積在體內。能達到節食減肥的效果。

(3)營養均衡的飲食很重要

要注意多吃高蛋白質的食物。因為蛋白質不足時，會造成貧血、生理不順、精力減退等現象，有害健康。

還要儘量多攝取維他命、礦物質和纖維素等。這些營養不但可以促進體內的代謝功能，還能控制腸胃吸收過多的脂肪，並有助燃皮下脂肪的功效。像是青菜、芋類、海藻、蘑菇、水果、豆類等，都含大量的維他命和纖維素。

(4)味道不要吃得太重

味道太重，會在體內屯積過多的鹽分和水分，對全身的新陳代謝不好，也容易造成容易發胖的體質。而且，攝取少量的鹽分不只能避免肥胖，還能預防許多成人病。

(5)不當的節食法可能導致生命危險

最近許多年輕女性由於節食不當，造成厭食症或過食症等飲食障礙，而且比例有年年增加的趨勢。雖然節食可達到減肥苗條的目的，如果真正該吃的又不吃，到最後會變成厭食症。

正在納悶為什麼會如此的時候，可能又突然地轉變，一直吃個不停，而成為過食症。狀況如果再嚴重，一吃東西就吐，真是痛不欲生。

還有的人靠減肥茶來減肥，正餐不吃，只喝減肥茶，或是靠烏龍茶來減肥，實在是很可悲的事。事實上，不可靠的減肥方法會造成生命危險的。

對於飲食須有正確的觀念。絕不能接受似是而非荒謬的減肥方法。而且對美容而言，急速減肥是其大敵，因為會增加皺紋。

在此奉勸減肥的朋友，不要減肥過度。要經常抱持著悠哉的心情，千萬不可操之過急。

惱人的便秘療法

何謂便秘，定義實在很難下，不只和大便的次數和量有關，而且和當事人痛不痛苦也很有關係。

自古以來，「快食、快眠、快便」成了一種健康的基準，即使是現代醫學，也常用排泄的狀況來判斷健康與否。

健康的狀況是食慾正常，很安詳地入睡，還有排泄很通暢。這三項之一有了異常時，身體的正常狀態就遭破壞，而容易生病。

正如「便秘為萬病之本」所說的，糞便積在體內，就容易腐敗而排出毒素，這常常是癌症或是腦中風等慢性疾病的原因。

便秘持續，就會導致腸胃的異常，成為「習慣性便秘」。

習慣性便秘是由於有壓制排便的習慣、腹壁壓減退、運動不足、偏食、壓力，或是坐辦公室的人容易患的毛病。

事實上便秘會令人覺得很不舒服。如果轉成慢性便秘時，會有肚子脹、常常肚子痛、頭重、頭痛、頭暈目眩、肩膀酸痛，容易疲倦等。

便秘的種類

便秘有下列各類——

①弛緩性便秘——不易消化的食物，或缺乏鈣質（酸性體質）、運動不足等造成大腸弛緩而引起的便秘，以老人發生的比率較高。

②緊張性便秘——像旅途中的便秘是由於精神緊張，使得肌肉僵硬，而引起便秘。其特徵是糞便雖只有一點點，有細繩狀，或是小小硬硬的像兔子的糞便，等它排出來後，就會覺得舒服許多。

③無力性便秘——腹壓下降，腰、腹部血液循環不好而產生的便秘。由於血液吸收了糞便中不良成分，使得患者會頭痛、口乾舌燥、食慾不振。

④移動性便秘——腸子位置不正確而引起的。

⑤癒合性便秘——腸子某個部位癒合時引起的便秘。

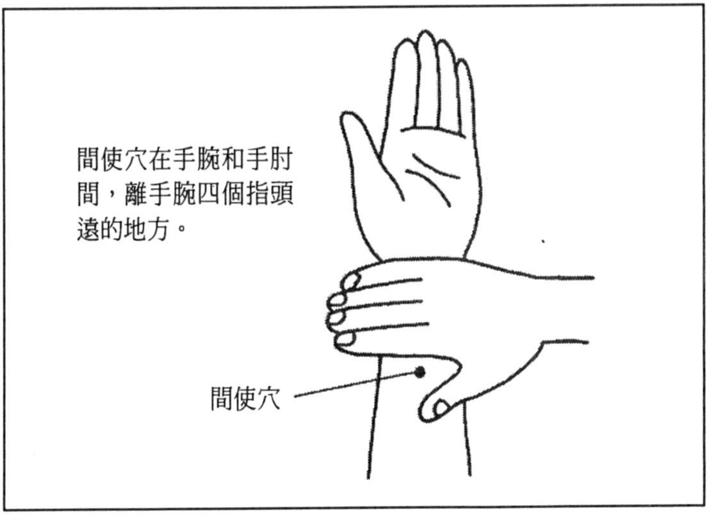
間使穴在手腕和手肘
間，離手腕四個指頭
遠的地方。
間使穴

從市面上便秘很多的情形看來，有便秘的人一定很多。

便秘的穴道療法

手掌朝上，在手腕和手肘之間，離手腕四個手指頭的地方（拇指除外），有間使穴，對便秘很有效。在兩條筋的中間，按壓此處會有疼痛感。

如果可以的話，在早上和洗澡前，坐馬桶的時候用力按摩間使穴。兩手交換按摩左右手的間使穴，幾分鐘內重複幾次。然後用力，慢慢解出糞便。

記住不要在廁所裏說話。

習慣性便秘的民間療法及纖維素攝取

用糙米、紅豆煮的飯，拌一些芝麻鹽，配上牛蒡絲加醬油或糖炒出來的菜，吃了對便秘很有幫助。那是根據紅豆被稱為便秘的藥食，牛蒡則含有豐富的纖維素，能帶助胃腸的蠕動。

將蘆薈切細，一次約一公克的量和水一起喝，能解決便秘的困擾。但是緊張性便秘和孕婦則避免使用此法。

至於弛緩性便秘，可以用適量的鹽加進一杯水，使其自然溶解，每天早上起床後喝一杯，可以引起胃、腸的反應，軟化糞便，易於排出。

緊張性便秘的人，可以炒些鹽，再用布包起來，放在肚子下部，具有整腸的功效。至於老人的便秘可以每天喝杯蜂蜜試試看。

弛緩性便秘的人要多吃纖維含量多的蔬菜和水果、牛蒡、紅蘿蔔、白蘿蔔等根菜類，甘藷、芋頭類，還有海帶、鹿尾菜等海藻類，都對便秘者有助益。因為這些食物可以促進大腸的活動，避免便秘。

但是相反地，緊張性便秘的人不能再給予大腸刺激。要吃些纖維較少的食物，和易於消化的東西。

養成按時排便的習慣，大便不宜久蹲。適當運動並參加一些力所能及的體力活動，促進腸蠕動，避免久坐或久臥。

女性特有的「寒症」

中國醫學裏有所謂的「頭寒足熱」之說。一般被公認的，保持頭部溫度底，腿部溫度高，是身體健康的秘訣。

很多女性都有「寒症」。這和女性運動不足，缺乏蛋白質有密切的關係。燃燒蛋白質、脂肪，是獲得能量不可或缺的步驟。儘管如此，一般的女性還是有很多人缺乏蛋白質。其中還有很多人是為了減肥而節食，東西的好惡強烈，因而偏食，不太吃肉類和魚類，容易引起「寒症」.

事實上，寒症真正的原因還是不太清楚，但和貧血、瘀血、胃下垂、胃組織鬆

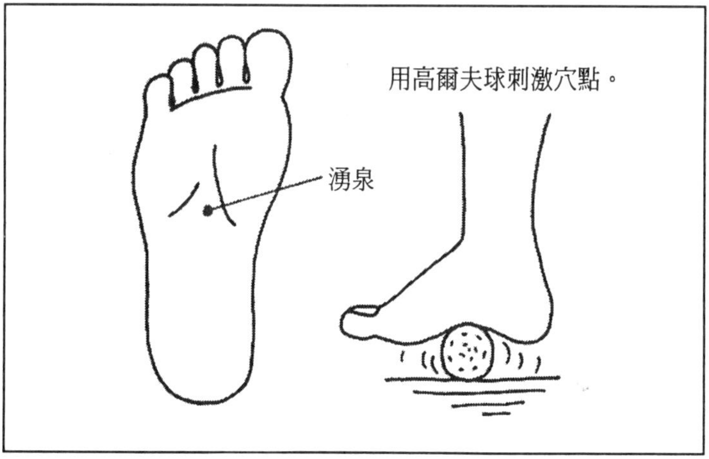

弛等很有關係。然而，最多的還是因為荷爾蒙分泌不足或自律神經失調的結果。

症狀有腿部、腰部、手指或是局部等有一、二處涼涼的，這是因為血管收縮，血液沒有辦法完全流通到這些地方。因此，這種情形多發生在初秋到春天之際。

可怕的是習慣於「寒」症。那是很危險的，因為它會成為不孕症、神經痛、風濕症、腎臟炎、糖尿病性腎症、膀胱炎、更年期障礙等的原因。

寒症的穴道療法

對付寒症的穴點，在腳低無法碰觸地面的凹陷處，有個湧泉穴。

以湧泉穴為中心，用拳頭叩敲整個腳板，再用核桃或爾夫球刺激湧泉穴，每天三次，每次二～三分鐘。若再加上溫灸療法（溫灸條、香菸、吹風機等加以刺激）會更有效果。

另外，在腳內部，約腳桌後上方，有個復溜穴。經常按摩此穴，有助血液循環。

用腰湯法溫暖足部

用深容器或水桶加入溫水（約三十八℃），將腳伸進水桶裏，水至少要蓋住腳踝以上。

再加上一些熱水，讓溫度達到四十二℃～四十三℃。

如果水冷掉，再加些熱水以保持水溫。

持續泡約十五分鐘，然後仔細地擦腳，馬上上床睡覺。

這種腰湯法不只可暖腳，也可溫暖腰部。可以讓腰部頓時感到暖和和的。

但在加熱水時，要小心不要澆到腳，以免燙到。

每天晚上睡前做腰湯法，可以改善寒症。有感冒的徵兆時，也可試試。

預防寒症的日常須知

為了防範寒症，平常須致力於體質的改善，例如，使血液循環良好，促進新陳代謝、強化末梢神經運動等。

並且多吸收維他命E、B_1、C和鐵質、鈣質。維他命E和鐵質可以促進血液循環，維他命B_1和C則可強化末梢神經，蛋白質更是保持體溫重要的營養素。

小麥、胚芽等穀類、豆類均含豐富的維他命E、B_1、青椒、花椰菜、小松菜、菜花等則含豐富的維他命C。

另外要注意的是，寒症的人儘量不要在晚上吃水果，因為水果對人體而言是冷性的。

夏天時，冷氣只能開到最小，晚上則避免開冷氣。

身體較冰涼的部分要特別保溫，不要著涼。

克服失眠症

失眠是指入睡困難或眠而不酣，時寐時醒，醒後不寐，或徹底不眠的人。

大家一定都有過失眠的經驗。

例如，上班族在公司時出了些小差錯，或是夫婦吵架後做太太的情緒高張，氣得睡不著等。還有的是隔天要和久未見面的女友相見，小孩子在旅行或運動會的前一天也會睡不好。

這些經常發生，卻又一點也沒有辦法。

人體非意識控制的行為，是由自律神經控制，分成交感神經和副交感神經二種。大部分的內臟均分布著這二種神經，一種是促進內臟的運動，一種是負責協調、抑制作用。

人體是有節奏地運動著。白天時，交感神經佔優勢，使身體處於代謝功能良好的狀態下。到了晚上後，換成交感神經佔優勢，抑制身體的代謝功能，使身體能獲得充分的休息。

失眠症是由於壓力等因素，導致自律神經亂掉，交感神經一直處於緊張、高亢的狀態，使得交感神經和副交感神經的工作不能獲得適當的交替作用。

失眠症也有很多種類型，包括無法入睡、睡不熟、睡一下子就醒來、多夢、早上早起以至於睡眠不足等都算是失眠症。

大多數的失眠症是因為太耽心某一件事，以至於心理有壓力。另外有的是因高血壓或腸胃疾病引起的。

所以，首先要確定失眠真正的原因，早點解決。

失眠症的穴道療法

我們身上有很多可以解決失眠的穴點。因此，可以刺激這些穴點，達到效果。

在腳底後跟的中央有個失眠穴。可以用兩腳腳跟的地方相互摩擦，或是靠床、棉被來摩擦。也可以用手掌搓揉。

這樣可以安定腦神經，慢慢地也就會想睡。

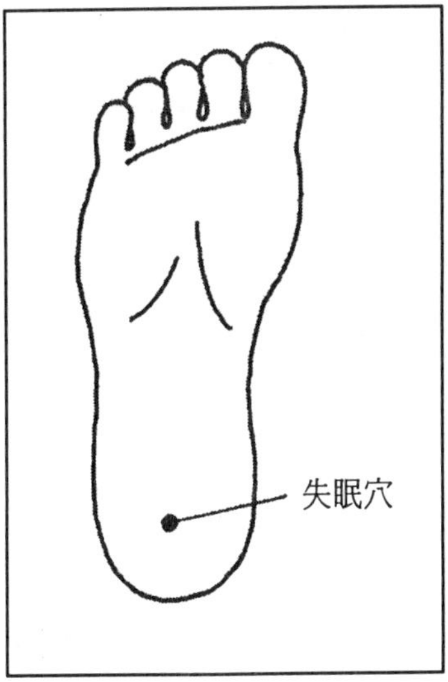

能讓亢奮的神經鎮定下來，還有一個百會穴。用五～十根牙籤來刺激百會穴三十下左右。或是用香菸或溫灸灸條等溫灸療法，反覆十～十五下。

但請注意不要燒到頭髮。

另外，手背上及合谷穴附近，也必須經常按摩。在腳後跟上，以玻璃瓶輕敲，也可使得神經休息養神，較容易入睡。

酣睡的要訣

睡覺前讓自己的神經平靜下來是最重要的。造成無法入睡的原因可能是光亮、躁音等周圍的因素。但也可能是壓力或不安造成的。壓力是因為精神疲勞，消除疲勞最重要的方法是睡眠。但如果是壓力導致無法入睡，可說是雙重麻煩。

睡不著該怎麼辦比較好呢？

晚上時，先洗個熱水澡，保持溫暖的體溫，讓心情沈著下來，或是喝一些酒。因為適量的酒精可以麻醉腦部活動，利於入睡。有很多人是剛喝完酒馬上就睡著了。當然，也不能喝太多。

生活要有規律，睡前不喝咖啡、茶等。安排適合自己的運動項目，如中老年人可選擇打太極拳或散步，加強鍛鍊，勞逸結合。

膀胱炎、尿道炎

罹患膀胱炎的人，女性多於男性。這是由於膀胱黏膜因某種原因遭細菌侵入，而引起的感染症。為何女性較多呢?因為女性的尿道較短，外尿道接近肛門的緣故，容易造成大腸菌感染。而且腿部、腰部、下腹部一旦受寒，腰部的血液循環就會變差，更容易引起膀胱炎。

膀胱炎的症狀有排尿的次數增加，排尿後仍覺得還有尿未排出，或是排尿時感到刺痛。排尿結束後緊接著也會疼痛。

尿道炎有急性和慢性之分。急性尿道炎時，尿道有異物感、排尿時有些微的疼痛感、灼熱感。

很多尿道炎會併發成膀胱炎。其原因也是細菌感染引起的。由於膀胱炎和尿道炎都是細菌感染的，雖用抗生物質有治療效果，然而一旦轉成慢性就很難治療。所以要小心不能讓它變成慢性化。

膀胱炎和尿道炎的穴道療法

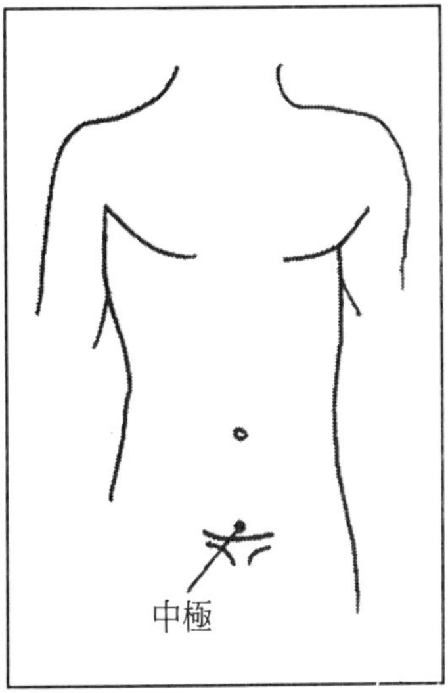

為增強膀胱和尿道的抵抗力，並及早解除殘尿感和炎症，中樞穴是很有效的穴點。

在膀胱上面，離恥骨上緣中央一公分處，壓壓看，是否感應到膀胱的存在。

可用香菸、灸條或吹風機等溫灸療法灸治此處二～三分鐘。如果再配合用同樣的方法灸治臀部的尾椎骨，會更有效果。

湧泉穴能強化腎臟和膀胱機能。按摩湧泉穴，或是用溫灸法灸治，均有很好的效果。

預防膀胱炎、尿道炎的生活須知

①多喝水。

②節制辛辣食物和生冷食物。

③小心不要讓腿部、腰部、下腹部受涼。

④不要憋尿。

還有，患有膀胱炎、尿道炎時，在還沒治好之前，避免喝酒和性交。

生理痛、月經不順、更年期障礙等女性的困惱

就生理方面來說，卵巢荷爾蒙有著很大的功能，卵巢受到腦中樞的控制。生理

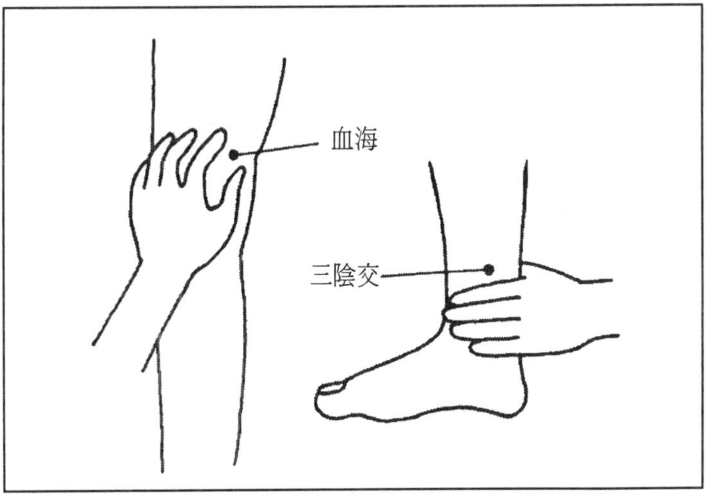

痛是月經前後，或是月經期間、下腹和腰部疼痛，嚴重時根本忍不住痛。

大多在生理期的前一個禮拜開始，強烈地感到頭痛、乳房痛、不安感。

月經不順是月經週期不明確，難以預測月經何時來潮，排卵期和非排卵期搞混在一起。總之，生理痛、月經不順都是荷爾蒙分泌不均，或是子宮發育較晚。

生理痛、月經不順的穴道療法

以下方法能幫助子宮發育、均衡荷爾蒙分泌。

能幫助生殖器發育，均衡荷爾蒙分泌的穴道是三陰交穴。也叫做女三里穴，是治療婦女病的重要穴點。在小腿內側、脛骨上方距離四隻手指頭寬的地方（拇指除外的其餘四隻指頭），按壓看看是否有個凹陷處。

另外，能促進生殖器血液循環的穴道是血海穴。這個穴道能治療關於血液的疾病。在膝蓋骨上的內側，膝蓋彎曲，用左手手掌心蓋住右膝的中央，拇指尖搆到的地方。

可以用拇指按壓，拜拜用的香或香菸、吹風機等溫灸二～三分鐘。但請小心別燙到。

女性的更年期障礙

女性的卵巢機能，隨著年齡的增長，產生戲劇性的變化，但是，日曆年齡和生物年齡有很大的差距，因人而異。初經來潮，或初次排卵的年齡，人人不同，甚至連停經年齡也有相當大的差異。所謂更年期，準確地說，是指停經前後數年的一段時期。

女性月經停止，從中年期步入老年期的過度期間就叫做更年期。停經的平均年齡是五十歲左右。所以，在這個時期，身體和心理上會有各種不同症狀的更年期障礙。

其主要症狀都是由於自律神經的功能不安定，包括頭痛、肩膀酸痛、腰痛、手腕和指頭麻木、耳鳴、頭昏目眩、顫抖、氣喘、失眠、便秘、食慾不振、胸部有壓迫感、寒冷、頭昏眼花等。還會神經過敏、易亢奮，有時候會很憂慮、健忘、注意力不集中，疲勞等精神狀態。

更年期障礙的穴道療法

快要到更年期，或是已達更年期的人，一定要以穴道療法，來促進荷爾蒙的分泌，生殖器的運動，調整自律神經的均衡狀態。

①這種方法對於上述生理痛、月經不順等更年期障礙均有效，請您參考試試看。

②湧泉穴能提高副腎上腺的機能，均衡荷爾蒙的分泌。湧泉穴在腳底凹陷處，無接觸地面的地方。

仔細按摩這個穴道，再配合香菸、吹風機等溫灸療法來灸治，將更有效果。

③在腳拇趾和第二趾接合處有個凹陷處。這裏有行間和太衝穴。這裏也是神經末梢集中的地方。因此，按摩、搓揉這二個穴點，可以鎮定精神、緩和情緒，也可以消除疲勞。

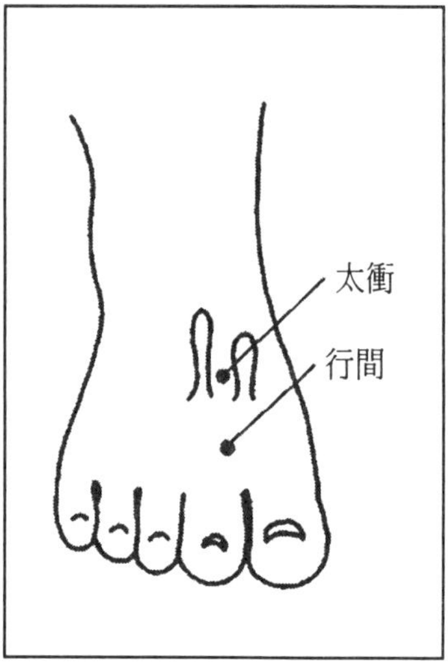

事實上，腳背是女性荷爾蒙分泌的地方。只要仔細地按摩，便可以調和生理現象，並改善更年期障礙的各種症狀。

國家圖書館出版品預行編目資料

小智慧大健康／朱雅安 主編

－初版－臺北市，大展，2011［民100.05］

面；21公分－（健康加油站；45）

ISBN 978-957-468-809-8（平裝）

1.健康法

411.1　　100003892

小智慧大健康

主 編 者／朱　雅　安
發 行 人／蔡　森　明
出 版 者／大展出版社有限公司
社　　址／台北市北投區（石牌）致遠一路2段12巷1號
電　　話／(02) 28236031・28236033・28233123
傳　　真／(02) 28272069
郵政劃撥／01669551
網　　址／www.dah-jaan.com.tw
E-mail／service@dah-jaan.com.tw
登 記 證／局版臺業字第2171號
承 印 者／傳興印刷有限公司
裝　　訂／建鑫裝訂有限公司
排 版 者／千兵企業有限公司
初版1刷／2011年（民100年）5 月

定　價／200 元

大展好書　好書大展
品嘗好書　冠群可期

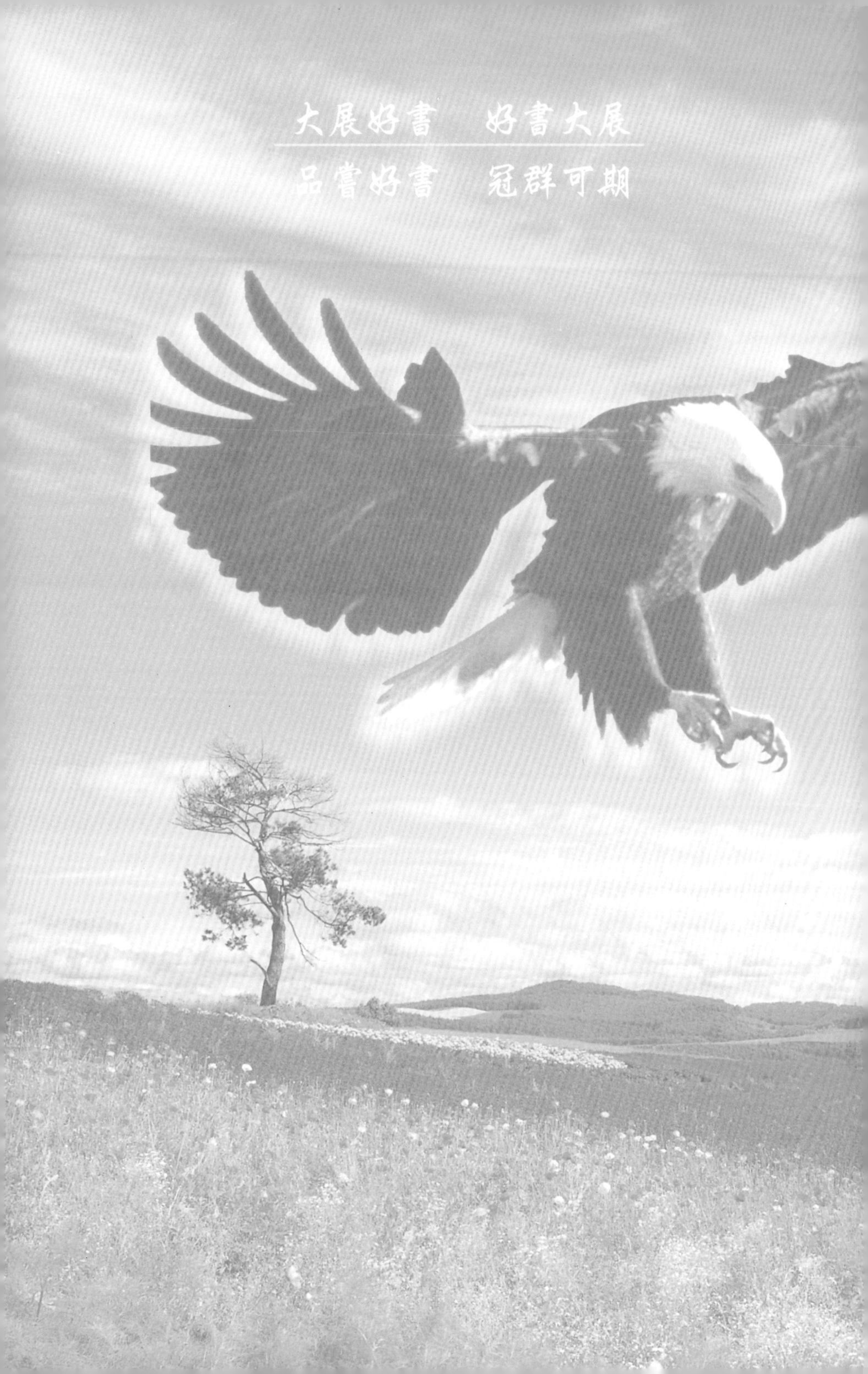
大展好書　好書大展
品嘗好書　冠群可期